Running Human

Running Human

L'*homo sapiens* est un prodigieux coureur podonudiste

Docteur Sidy Diallo

Avis au lecteur

La fragilité des pieds et des jambes en fait un défi de taille pour tout être humain qui souhaite se lancer dans la course pieds nus. Et en fonction de nombreux facteurs, comme votre état de santé, vos conditions physiques, votre entraînement ou les conditions météorologiques (chaleur, humidité ou froid, etc.), la course à pied peut causer des blessures mineures et graves, d'autres maladies, et même la mort. Ni moi ni l'éditeur ne pourrons être tenus pour responsables d'un quelconque de ces événements. Seul votre médecin saura vous conseiller sur vos éventuels risques, sur vos prédispositions avérées ou potentielles et sur votre aptitude à courir, avec des chaussures ou pieds nus, de courtes ou de longues distances.

« Les humains ont des capacités exceptionnelles pour courir de longues distances par temps chaud et aride. La capacité et la propension à courir des marathons sont la manifestation moderne d'un trait uniquement humain qui aide les humains à devenir tels que nous sommes. »[1]

[1] Daniel E. Lieberman and Dennis M. Bramble. 2007. *The Evolution of Marathon Running Capabilities in Humans.* Sports Medicine, 37, 4-5, Pp. 288-290. https://scholar.harvard.edu/dlieberman/publications/evolution-marathon-running-capabilities-humans

Nés pour courir pieds nus et vivre heureux et en bonne santé

Les humains naissent pour courir pieds nus afin de vivre heureux et en bonne santé, et renforcer nos systèmes immunitaires, qui sont notre meilleure arme contre la COVID-19, les futures pandémies et d'autres infections. La course à pied est donc une activité vitale pour notre espèce. Par bonheur, contrairement aux idées reçues, tous les humains sont d'excellents coureurs de fond, grâce à notre héritage de chasseurs-cueilleurs.

Seule la forme a évolué. Nos ancêtres ont pratiqué la chasse à l'épuisement pendant environ trois millions d'années pour attraper des animaux pour se nourrir. Quant à nous, nous devons courir des marathons non seulement pour ne pas subir les maladies chroniques, comme l'obésité, le diabète de type 2, l'hypertension artérielle, les crises cardiaques, les accidents vasculaires cérébraux, les maladies respiratoires chroniques, les cancers, la démence, la dépression, l'insomnie ou le stress, mais également pour éviter de consommer des produits inutiles ou nocifs, protéger l'environnement, économiser les ressources naturelles et donc garantir la survie de notre espèce.

Et courir pieds nus permet d'éviter les douleurs, les blessures et la fatigue, ce qui transforme la course à pied en une expérience toujours très agréable, quelle que soit la distance (5 km, 10 km, 21 km, 42 km,

90 km, etc.), alors que si l'on court avec des baskets, plus la distance est longue, plus les risques de souffrances, de blessures et d'épuisement augmentent, ce qui explique que les marathons et les ultramarathons soient des épreuves pénibles pour la plupart des coureurs. C'est donc dommage de penser que seuls certains humains peuvent courir des marathons ou que nous avons besoin de baskets.

À force de nous éloigner de nos racines, nous avons fini par perdre la raison, à tel point que beaucoup de marathoniens se prennent naïvement pour des héros capables d'accomplir des exploits, alors qu'ils ne font que pratiquer instinctivement une activité de routine pour tous les individus de notre espèce. En clair, courir des marathons, c'est redevenir temporairement et utilement « sauvage », humblement ou impulsivement, car le marathon est notre moyen d'assouvir nos pulsions de chasseurs-cueilleurs sans tuer un animal, et surtout de renouer avec nos origines africaines plus ou moins lointaines, et donc notre africanité.

Hélas, les humains sont devenus des consommateurs irrationnels et physiquement inactifs qui cherchent le bonheur et le sens de la vie dans la nourriture, l'alcool, le tabac, les médicaments, les drogues, etc., qui sont les facteurs de risque des maladies chroniques et, par conséquent, de la vulnérabilité aux pandémies, en plus d'alimenter inévitablement une frustration permanente, la pollution atmosphérique, le réchauffement climatique, etc.

De plus, notre corps de chasseur-cueilleur, comme celui de nombreux animaux, est conçu pour stocker la graisse pour une utilisation ultérieure en période de disette. C'est pour cette raison que la combinaison de la propension des humains à la paresse avec un accès illimité à la nourriture entraîne inévitablement un surpoids ou une obésité durable, à tel point que même de nombreux médecins et d'autres professionnels de la santé, des chefs cuisiniers, des personnes riches ou puissantes sont parmi les gros et les obèses. À cet égard, le fait que seuls les humains et leurs animaux de compagnie souffrent de l'obésité — ce qui signifie que les chimpanzés et les autres animaux sauvages savent mieux que les humains actuels comment gérer leur indice de masse corporelle — témoigne de notre niveau d'irrationalité, c'est le moins que l'on puisse dire.

Mais, à défaut de nous inspirer du bon sens de nos cousins primates, nous devrions au moins écouter Molière : « Il ne vaut vivre pour manger, mais manger pour vivre ». Les maladies chroniques, notamment l'obésité, le diabète, et l'hypertension artérielle détruisent en effet petit à petit le cerveau (d'où la maladie d'Alzheimer et d'autres troubles cognitifs), le cœur, les vaisseaux sanguins, les nerfs, les poumons, les reins (d'où les besoins croissants de dialyse et de greffes), le pénis (d'où la pandémie des troubles de l'érection), les testicules (d'où la hausse continue de la stérilité masculine), les articulations, le système immunitaire, etc. Ces dommages augmentent avec l'âge et finissent par déclencher la mort, avec ou sans la COVID-19 ou d'autres infections.

Le 28 décembre 2020, l'OMS nous dit concernant la COVID-19 que : « Cette pandémie s'est répandue à travers le monde très rapidement et elle a touché chaque recoin de la planète, mais son taux de mortalité est relativement bas par rapport à d'autres maladies émergentes. Nous devons nous préparer à l'avenir à quelque chose qui sera peut-être encore pire. L'existence d'un vaccin n'est pas une garantie d'éliminer ou d'éradiquer une maladie infectieuse ».

En clair, ils ont laissé la COVID-19 se propager dans le monde entier, c'est une pandémie bénigne, nous devons nous préparer à des pandémies plus graves et — contrairement aux affirmations précédentes de Big Doc — les vaccins ne garantissent pas l'éradication des pandémies de coronavirus. Cela confirme bien que la réponse honnête et rationnelle à la COVID-19 et aux futures pandémies consiste à éradiquer les racines du problème, c'est-à-dire les facteurs de risque des maladies chroniques et leurs conséquences fatales, y compris la vulnérabilité aux infections.

Nous pourrions prendre les propos de l'OMS pour une véritable confession, mais le diable est dans ce qu'ils entendent par « nous devons nous préparer », c'est-à-dire toujours plus d'argent pour les médecins, les hôpitaux, les équipements, les médicaments, les vaccins, etc. Ce n'est pas une surprise, car c'est la même recette coûteuse et inefficace pour les maladies chroniques qui tuent plus de 41 millions de personnes par an.

Ce chiffre macabre, qui suit une courbe ascendante à cause de la hausse soutenue de la prévalence et de la gravité des maladies chroniques, est la meilleure preuve de l'inefficacité des traitements. En effet, selon l'OMS, le nombre d'obèses sur la planète a triplé en seulement 41 ans, et le nombre total de décès dus aux maladies chroniques « devrait atteindre 52 millions en 2030 ».[2]

Donc, plutôt que de continuer à dépenser plus d'argent pour rien, nous devons, au contraire, nous débarrasser rationnellement, efficacement et gratuitement des facteurs de risque de ces maladies chroniques afin de renforcer considérablement notre meilleur système de défense contre la COVID-19 et les futures pandémies, c'est-à-dire nos systèmes immunitaires, dont dépend de surcroît l'efficacité des vaccins qui, contrairement aux idées reçues, ne confèrent eux-mêmes aucune immunité. Ils peuvent seulement déclencher une réponse immunitaire, comme le font les microbes, à condition que le système immunitaire de l'individu ne soit pas trop affaibli ou détruit, ce qui arrive, malheureusement, aux personnes qui souffrent des maladies chroniques.

« Le microbe n'est rien, c'est le terrain qui est tout, Pasteur est fou ! » avait d'ailleurs averti le savant français Claude Bernard (1813–1878). La COVID-19 lui donne évidemment raison, car les personnes en forme et en bonne santé qui sont infectées par le virus, quel que soit leur âge, n'éprouvent aucun symptôme ou seulement des symptômes très légers. Ainsi, les patients meurent de leurs maladies chroniques, qui continuent de tuer près de 3,5 millions de personnes chaque mois, avec ou sans une complication infectieuse.

Et c'est d'autant plus vrai que la COVID-19 est ce que l'on appelle en médecine une maladie opportuniste, puisque, contrairement à d'autres virus comme celui de l'Ebola, le SARS-Cov-2 n'est virulent que pour les personnes qui souffrent des malades chroniques, et qui ont donc un système immunitaire très affaibli. Cela signifie que, si Big Doc avait voulu honnêtement sauver des vies, il aurait depuis fort longtemps mis fin aux facteurs de risque de ces maladies qui anéantissent notre santé et nos systèmes immunitaires, et détruisent les vies des milliards d'individus. Mais soyons lucides : il ne le fera jamais, car il ne va tout de même pas ruiner ses affaires et son pouvoir. Nous pouvons heureusement le faire à sa place.

Vous trouverez dans ce livre des explications détaillées sur pourquoi et comment nous pouvons nous débarrasser gratuitement des facteurs

---

[2] https://www.who.int/gho/ncd/mortality_morbidity/ncd_premature_text/en/

de risque de ces maladies chroniques et reprendre le contrôle de notre santé. L'ouvrage est basé sur mon expérience sur 297 marathons et ultramarathons[3], en dix ans, ainsi que sur ma transformation d'un consommateur sédentaire et crédule de plus de cinquante ans en un coureur pieds nus pour la survie des humains.

Puisse-t-il vous aider à réaliser la même transformation, afin que vous profitiez d'une vie plus saine, tout en économisant beaucoup d'argent et en réduisant considérablement la pollution atmosphérique, l'épuisement des ressources naturelles et la tendance au réchauffement climatique. Une telle réussite collective non seulement fera de nous des humains plus sociables et plus heureux, mais améliorera substantiellement notre qualité de vie et notre espérance de vie, ainsi que les chances de survie de l'une des espèces animales les plus menacées : l'*homo sapiens*.

---

[3] https://www.sidy42k.com/42k--ultras.html

Table des matières

Introduction : Bienvenue au Covidistan, l'empire autoritaire de Big Doc !

ienvenue au Covidistan, l'empire de l'autocrate Big Doc et de la nouvelle religion qu'il nous impose, c'est-à-dire le covidisme, dont les slogans sont : la peur, c'est le pouvoir ; l'ignorance, c'est la force ; la santé, c'est la maladie ; la vie, c'est la mort ; la liberté, c'est l'asservissement.

« Il n'y aura aucune curiosité, aucune jouissance du processus de la vie. Tous les plaisirs concurrents seront détruits. Mais il y aura toujours l'ivresse du pouvoir, toujours croissant et de plus en plus subtil. » – George Orwell, *1984*.

Le covidisme s'est révélé en 2020 comme la pandémie de la servitude volontaire, mais il était en gestation depuis de nombreuses décennies, favorisant l'économie et l'expansion des maladies chroniques lucratives. Elle a commencé dans les pays à revenu élevé, puis s'est étendue aux pays à revenu intermédiaire et faible. Big Doc et le clergé du covidisme s'en frottent les mains, car la prédiction d'Aldous Huxley dans sa lettre à George Orwell, du 21 octobre 1949, s'est enfin réalisée en 2020 : « La soif de pouvoir peut être tout aussi bien satisfaite en suggérant au peuple d'aimer sa servitude plutôt qu'en le frappant et le flagellant pour qu'il obéisse », écrit-il. Le covidisme combine les deux méthodes.

L'asservissement est tellement adoré en France, par exemple, que le gouvernement prend désormais les citoyens pour des chevaux et « ce n'est certainement pas le moment pour desserrer la bride », déclara le Premier ministre, le 12 novembre 2020. Sept jours plus tard, son ministre de la « Santé » annonça les conséquences mentales de leurs mesures autoritaires et liberticides : « La santé mentale des Français s'est significativement dégradée, avec une augmentation conséquente des syndromes dépressifs. Par ailleurs, on observe une augmentation continue et significative des états anxieux ainsi qu'une diminution de l'indice de satisfaction de vie ».[4]

En clair, les Français, qui étaient déjà les plus grands consommateurs de psychotropes, sont devenus en quelques mois plus fous, plus déprimés, plus anxieux et plus malheureux. Et c'est le ministre chargé de leur santé qui leur présente ce bilan trop partiel, puisqu'il omet de mentionner, entre autres, la dégradation non moins « significative » des autres maladies chroniques. Étonnamment, le ministre de la « Santé » ne semble pas savoir qui est le responsable de cette dévastation rapide et significative de la santé mentale des Français, qui touche lourdement « tous les profils sociodémographiques ».

Autrement dit, en France, presque tout le monde est devenu fou. Mais le fou ne sait pas qu'il est fou, d'où la pertinence du regard extérieur d'un journal allemand qui explique que la France est devenue « l'Absurdistan autoritaire ». L'article de Die Zeit intitulé « Les mesures Covid en France — l'autoritaire Absurdistan » commence par un résumé de la situation. « Des attestations pour sortir de son domicile, faire du jogging uniquement devant sa porte, des gardes de sécurité pour empêcher l'achat de jouets : le confinement français est tellement répressif que même les mesures de bon sens tombent dans le discrédit. »[5] L'Absurdistan est donc allé jusqu'à priver les enfants de jouets.

---

[4] https://www.youtube.com/watch?v=zkjppBRlwP4
[5] https://www.zeit.de/politik/ausland/2020-11/corona-regeln-frankreich-lockdown-polizei-quarantaene-attest-joggen-sport?

Au moins deux autres pays — le Spaghettistan et le Tapasnistan — ont également ruiné leurs économies et la santé physique et mentale de leurs citoyens, alors que d'autres pays occidentaux comme la Suède, la Finlande, les Pays-Bas ou l'Allemagne ont, au contraire, réussi à limiter l'impact du covidisme sur leurs économies et sur la santé et les libertés de leurs citoyens.

C'est la mort de l'État de droit dans de nombreux pays, qui profitent de la COVID-19 pour suspendre la liberté d'aller et venir, la liberté de sortir de son domicile, la liberté d'expression, la liberté de pratiquer l'activité physique, la liberté de rassemblement, la liberté de culte (interdiction de la messe et des prières), la liberté du commerce et de l'industrie, le droit de se marier, le droit de rencontrer d'autres membres de sa famille ou ses amis, et même le droit d'enterrer dignement ses proches.

Le covidisme ferme aussi les écoles, les aires de jeux, les bibliothèques, les librairies, les théâtres, les musées, les cinémas, etc. Avant le covidisme, aucun régime n'avait commis autant de violations des droits de ses citoyens. Les méthodes du covidisme sont encore plus autoritaires et surtout plus archaïques que celles du moyen-âge. À titre d'exemple, les autorités médiévales n'enfermaient que les malades, alors que Big Doc enferme en 2020 toute la population, en dépit des énormes progrès en matière d'hygiène, d'infrastructures, d'équipements, de connaissances médicales, etc.

Certes, la rationalité est devenue une denrée rare de nos jours. Tout le monde devrait néanmoins comprendre que l'assaut sans précédent contre nos libertés fondamentales n'est que l'aboutissement d'une chaîne de décisions insensées, pilotées par la propension à la paresse, la recherche d'endorphines (les hormones du plaisir) sans fournir aucun effort, et surtout par les intérêts économiques et politiques. Tout avait commencé il y a plus de 100 ans par l'avènement du mode de vie basé de plus en plus sur l'inactivité physique et la quête de bonheur dans la suralimentation et la consommation de substances nocives ou addictives (tabac, alcool, drogues, etc.).

Puis survient le SARS-Cov-2 — le microbe de la COVID-19 — qui se révèle anodin pour les personnes en forme et en bonne santé, alors qu'il est extrêmement dangereux pour celles qui souffrent des maladies chroniques (ou comorbidités). Ce sont en effet ces patients — jeunes ou âgées — qui développent les formes graves de la maladie et qui risquent d'en mourir. Cela signifie que les gens meurent de la COVID-19 non pas à cause de leur âge ou du virus, mais parce que leurs comorbidités les rendent particulièrement vulnérables. De surcroît, les maladies chroniques continuent d'augmenter considérablement partout dans le monde depuis les années 1970, notamment parmi les enfants et les adolescents, à tel point que plus de 124 millions de mineurs étaient déjà obèses en 2016[6]. La même année, la prévalence du surpoids et de l'obésité dans la population adulte était, selon les statistiques de l'OMS, de 59,5 % en France, 63,7 % au Royaume-Uni, 69,7 % aux États-Unis contre seulement 20,9 % en Éthiopie ou 26,6 % en Guinée.

Si Big Doc était honnête avec le peuple, il aurait depuis fort longtemps mis fin aux facteurs de risques des maladies chroniques. C'est aussi simple que ça, mais Big Doc vous empêche de le savoir, car cela nuirait aux intérêts économiques et à son ivresse de pouvoir. Qui plus est, sous prétexte de sauver des vies, Big Doc abuse de notre servitude et de la mort de l'État de droit pour mener une offensive acharnée contre la prévention des facteurs de risque de ces maladies chroniques qui ruinent les corps et les cerveaux de milliards d'humains. C'est donc pire que des pompiers qui déverseraient des tonnes de kérosène sur les flammes d'un incendie.

« Le microbe n'est rien, c'est le terrain qui est tout ! »

« Le microbe n'est rien, c'est le terrain qui est tout, Pasteur est fou ! » avait averti le savant français Claude Bernard (1813–1878). La COVID-19 lui donne évidemment raison, car les personnes en forme et en bonne santé qui sont infectées par le virus, quel que soit leur âge, n'éprouvent aucun symptôme ou seulement des symptômes très légers. Autrement dit, les patients meurent en réalité de leurs maladies chroniques, car « le SARS-Cov-2 n'est rien, ce sont les comorbidités qui sont le tout. »

Il convient de rappeler à ceux qui prétendent faire passer la santé avant l'économie l'exemple éloquent du tabac qui, selon l'OMS, tue jusqu'à la moitié des fumeurs et plus de 8 millions de personnes par an[7]. Les avertissements sur les emballages neutres de cigarettes sont plus explicites : « Fumer tue. La fumée de tabac contient plus de 70 agents substances cancérigènes. Le tabagisme provoque le cancer de la bouche

---

[6] https://www.who.int/news-room/fact-sheets/detail/obesity-and-overweight
[7] https://www.who.int/fr/news-room/fact-sheets/detail/tobacco

et de la gorge, le cancer du poumon, les accidents vasculaires cérébraux et l'invalidité, l'emphysème, la cécité, les troubles de l'érection, les maladies vasculaires périphériques. Le tabagisme réduit la fertilité. Fumer obstrue vos artères. Le tabagisme nuit aux bébés à naître. Le tabagisme crée une forte dépendance, etc. »

Les gouvernements restreignent nos libertés et interdisent l'activité physique, prétendument pour sauver la vie des personnes vulnérables à la COVID-19. Ce sont pourtant les mêmes qui continuent d'autoriser la vente de tabac et de percevoir des dizaines de milliards de dollars de taxes sur la consommation de ce produit mortel et « hautement addictif », qui contient « plus de 70 substances cancérigènes ». La même remarque vaut pour l'alcool, qui tue chaque année 3,3 millions de personnes.

En somme, le tabac et l'alcool tuent plus de 11 millions de personnes par an, sans parler des souffrances et des vies ruinées, avec la complaisance des gouvernements pour qui la croissance économique est la priorité absolue et les maladies sont de bonnes affaires pour de nombreux secteurs économiques, et donc pour le produit intérieur brut (PIB). La nouveauté avec la COVID-19 et le covidisme, c'est que certains secteurs sont en train de perdre à cause de l'irrationalité de Big Doc, alors que tous les secteurs étaient gagnants sur le dos des consommateurs et des malades avant déclenchement de la pandémie. Mais si nous n'arrêtons pas le covidisme avant qu'il ne soit trop tard, c'est toute l'humanité qui perdra.

Big Doc et son clergé nous racontent aussi que, s'ils nous privent de nos libertés fondamentales, c'est pour éviter le triage des malades de la COVID-19, à cause du manque de lits et de personnel de réanimation. J'ignore ce qui se passe dans les hôpitaux. Nous savons tous en revanche que ceux qui meurent de la COVID-19 en dehors des hôpitaux, c'est-à-dire chez eux, dans les établissements d'hébergement pour personnes âgées dépendantes (EHPAD), les maisons de retraite, etc., n'ont pas eu accès aux services de réanimation, ce qui confirme que Big Doc effectue bel et bien le triage des malades depuis la première vague de la pandémie, en sélectionnant les patients qui ont le droit d'être traités dans les services de réanimation, et ceux que Big Doc décide de laisser succomber de la COVID-19 et de leurs maladies chroniques.

Qui plus est, des gens évoquent même l'euthanasie, car Big Doc prescrit à certains de ces patients laissés-pour-compte, âgés et en insuffisance respiratoire aiguë, des injections d'un médicament destiné au traitement d'urgence de l'épilepsie, dont la première contre-indication est l'insuffisance respiratoire aiguë ! C'est donc ainsi que le covidisme « sauve des vies », non seulement en refusant de transférer en réanimation des patients qui souffrent de détresse respiratoire aiguë, mais également en leur prescrivant un médicament qui les achève, ce qui permet à Big Doc et à son clergé de masquer le manque de lits et de personnel de réanimation.

C'est la prévention des maladies chroniques qui pourra sauver des vies et réduire considérablement la demande de soins et de réanimation. Mais une population en forme et en bonne santé détruirait évidemment les intérêts et de l'autorité du covidisme, parce que les gens n'auraient plus besoin de tabac, d'alcool, de drogues, de médicaments, de vaccins contre la COVID-19 ou les futures pandémies, de trop de nourriture, etc.

Si Big Doc voulait donc vraiment sauver des vies, au lieu de semer la panique parmi les gens à des fins malhonnêtes, son ministère de la Vérité aurait fait cette déclaration :

« Nous avons merdé ! Nous privilégions l'économie et la consommation à votre santé depuis trop d'années. Les maladies chroniques qui en résultent ruinent les vies de milliards d'humains et en tuent des dizaines de millions chaque année. L'erreur est humaine, persister dans l'erreur est diabolique. Maintenant, nous avons appris. Nous annonçons le nombre de décès quotidiens de la COVID-19 depuis le déclenchement de la pandémie, mais nous devons tous savoir que les maladies chroniques en sont les véritables causes de ces décès. Nous aurions donc dû privilégier la prévention de ces maladies, au lieu de compter sur des soins palliatifs coûteux et inefficaces. Nous aurions dû vous sensibiliser à ces maladies. Concentrons-nous maintenant sur l'élimination de leurs facteurs de risque, à savoir l'inactivité physique, le tabac, l'alcool, les excès de nourriture, etc. Sinon, même si nous finissons par obtenir un vrai traitement ou un vaccin contre le SARS-Cov-2 — ce qui n'est en aucun cas garanti — comment allons-nous affronter les futures pandémies, alors que les comorbidités ne cessent de s'aggraver, par de nouvelles restrictions de vos libertés fondamentales ? »

Mais nous en sommes encore loin, car, depuis le déclenchement de la pandémie, les gouvernements restreignent ou interdisent totalement l'activité physique, en particulier les courses à pied, et font subtilement ou ouvertement la promotion des facteurs de risque des maladies chroniques. La stratégie de Big Doc demeure implacable. De nombreuses personnes continuent donc d'aggraver leurs comorbidités, notamment le surpoids et l'obésité. Cela signifie que si, au lieu de combattre rationnellement l'épidémie, en nous attaquant sérieusement aux facteurs de risque des maladies chroniques, nous continuons d'écouter le clergé du covidisme et de nous cacher, au sens propre comme au figuré, derrière le masque — le signe ostentatoire et obligatoire de la soumission à la nouvelle religion — nous devrions nous préparer à des temps plus difficiles, parce que, quoi que nous fassions, la COVID-19 et les futures pandémies finiront par nous trouver.

La pandémie de l'irrationalité absolue

Nous pourrions facilement sauver chaque année des dizaines de millions de vies et économiser beaucoup d'argent, gratuitement, tout en renforçant nos défenses immunitaires, en préservant nos libertés et en réduisant considérablement la demande et le coût des soins de santé. Malheureusement, personne ne se rend compte de ce qui se passe. Le covidisme sert les intérêts de nombreux secteurs économiques et d'individus avides de pouvoir, en anéantissant la rationalité humaine, de sorte que les citoyens continuent de croire qu'ils sont les maîtres de leurs décisions alors que celles-ci leur sont dictées. Le covidisme a si bien réussi que même des membres de son clergé, y compris des dirigeants politiques et d'éminents médecins, souffrent et meurent des maladies chroniques dont ils bénéficient politiquement ou financièrement, sans s'en rendre compte du lien.

J'explique dans ce livre, d'une part, pourquoi les régimes alimentaires ne marchent jamais à long terme — les gens terminant par gagner de poids avec un effet yo-yo — et, d'autre part, pourquoi la course à pied est le moyen efficace et gratuit pour prévenir l'obésité et d'autres maladies chroniques. Et pourtant, même des médecins se livrent aux facteurs de risque de ces maladies et finissent par subir le sort désespéré des personnes qu'ils soignent ou qui suivent des régimes.

À cet égard, le Sydney Morning Herald a publié en 2015 un article révélateur sur l'épidémie d'obésité chez les médecins australiens : « Pesant 150 kilogrammes, le Dr George Fielding savait que son poids jouait beaucoup dans l'esprit de ses patients. "Je suis tombé très malade avec de multiples problèmes médicaux, comme beaucoup de mes patients", dit-il. "J'ai perdu 30 à 40 kilogrammes au moins six fois. Quand j'étais en perte de poids, je me sentais plus fort, quand j'étais gros, je me sentais moins convaincant. C'était particulièrement vrai lorsque j'ai commencé à pratiquer la chirurgie bariatrique. Les patients disaient, hey doc, vous êtes plus gros que moi. Je souriais et je continuais et, en général, je commençais un autre régime." Près de 60 % des médecins australiens sont en surpoids ou obèses. »[8] Voici donc l'exemple d'un chirurgien bariatrique qui a suivi un régime au moins six fois pour se retrouver avec 150 kg, et qui reçoit des remarques gênantes de la part de ses patients. L'annihilation de la rationalité et l'obésité sont les plus grandes réussites du covidisme.

Les humains ont battu tous les records d'irrationalité dans le règne animal. Beaucoup de personnes ont besoin que des gurus leur disent comment manger, comment perdre du poids ou comment courir. Le résultat est que des milliards d'humains sont en surpoids ou obèses en 2020, alors que nos proches cousins, les chimpanzés, sont naturellement en bonne santé, parce qu'ils savent tous comment grimper, sauter et manger. Ils savent par exemple que les fruits comestibles sont de la bonne nourriture. Ils se moqueraient donc de ces gros primates bipèdes, qui mangent des chips, boivent de la bière et révèlent leur ignorance en faisant des bruits de singe dans les gradins des stades européens de football et en jetant des bananes sur le terrain pour insulter certains joueurs. Ce qui soulève une question légitime : qui sont alors les singes intelligents ?

L'obésité a triplé entre 1975 et 2016, et la tendance continue de prendre de l'ampleur avec la complaisance de l'Organisation mondiale de la santé et des gouvernements nationaux, à tel point que plus de 650 millions d'adultes et plus de 124 millions d'enfants et d'adolescents étaient obèses en 2016.[9] Cela signifie que lorsque la pandémie de

---

[8] https://www.smh.com.au/national/nsw/doctors-succumb-to-obesity-epidemic-20150710-gi99o3.html

[9] https://www.who.int/news-room/fact-sheets/detail/obesity-and-overweight

COVID-19 a éclaté au début de 2020, le nombre de personnes obèses était probablement déjà supérieur à 800 millions. L'obésité est à la fois la plus visible et la mère de la plupart des autres maladies chroniques telles que les maladies cardiovasculaires, le diabète, les troubles musculo-squelettiques, certains cancers (y compris les cancers de l'endomètre, du sein, des ovaires, de la prostate, du foie, de la vésicule biliaire, des reins et du côlon), etc. Incidemment, la prise en charge des patients obèses dans une unité de soins intensifs nécessite plus de temps, d'équipement et de personnel. Imaginez, par exemple, les efforts physiques requis pour déplacer, soulever et soigner des patients de 150 kg en réanimation.

Le fait que l'obésité ne concerne que les humains et leurs animaux de compagnie montre qu'en matière de nourriture et d'activité physique, les animaux sauvages s'en sortent merveilleusement mieux que les humains. Qui plus est, de nombreuses personnes obèses cherchent à perdre du poids en prenant naïvement des médicaments officiellement autorisés, pourtant inefficaces et parfois très dangereux. À titre d'exemple, un de ces produits très plébiscités a provoqué en France de graves valvulopathies cardiaques qui entraînèrent des milliers d'hospitalisations et de décès. Le gouvernement avait maintenu sur le marché le supposé anorexigène pendant 33 ans, malgré la confirmation des dégâts irréversibles.

Le surpoids et l'obésité exercent par ailleurs un impact négatif significatif sur le réchauffement climatique, la pollution de l'air, la déforestation, l'épuisement des ressources naturelles, etc., en raison de la quantité d'aliments dont les gens ont besoin pour développer, préserver et augmenter leur graisse corporelle, sans parler des coûts de santé et de l'énorme quantité d'argent qu'ils dépensent dans les bars et les restaurants, en excès de nourriture, en alcool, en tabac, en café, en drogues, etc. Et ils finissent malheureusement par en tomber malades et ruiner leurs vies. Ils dépensent au cours d'une vie — selon les quantités et les taxes — entre plusieurs centaines de milliers et plus d'un million de dollars chacun, alors qu'ils pourraient garder tout cet argent pour eux-mêmes et vivre heureux, en forme et en bonne santé. Naturellement, le covidisme ne veut pas que vous le sachiez, et c'est pour cette raison que Big Doc déteste les coureurs et les personnes qui osent promouvoir l'activité physique ancestrale, libre, gratuite et vitale.

Comme je l'explique dans le chapitre XVII, les humains sont une espèce tropicale de chasseurs-cueilleurs qui souffrent en permanence du syndrome de sevrage des endorphines, parce que nous ne courons plus pour obtenir ces hormones, qui nous rendent naturellement heureux. En effet, étant donné la propension des humains à la paresse, c'est la quête impulsive du plaisir qui les pousse à remplir leurs obligations pour assurer la survie de notre espèce, à savoir avoir des relations sexuelles pour la procréation, et trouver de la nourriture grâce à la chasse à l'épuisement. Mais pour que l'action des endorphines soit efficace, les gens qui ne courent pas doivent souffrir du syndrome de sevrage. Malheureusement, au lieu de courir, beaucoup continuent d'opter pour les médicaments psychotropes, l'excès de nourriture, les drogues licites ou interdites, la consommation impulsive, la quête de pouvoir ou de domination, les cruautés envers les autres humains, etc., à tel point qu'ils finissent par souffrir de maladies chroniques et de nouvelles addictions.

« Ouvrez vos frontières et vos portes au coronavirus ! »

Lorsque la COVID-19 éclata à Wuhan, l'Organisation mondiale de la santé et de nombreux gouvernements occidentaux ont eu pour priorité de laisser la COVID-19 s'étendre à tous les pays, comme le confirment ces extraits révélateurs de leurs premières recommandations : « L'OMS continue de déconseiller l'application de restrictions aux voyages ou au commerce aux pays qui connaissent des flambées de la COVID-19. Les preuves montrent que restreindre la circulation des personnes pendant les urgences de santé publique est inefficace. Les interdictions de voyager dans les zones touchées ou le refus d'entrée aux passagers en provenance des zones touchées ne sont généralement pas efficaces pour empêcher l'importation de cas. »

Leur priorité suivante était de laisser le virus se propager à l'intérieur de chaque pays en empêchant la population de porter des masques : « Il n'y a aucune preuve spécifique suggérant que le port de masques par la population présente des avantages potentiels. En fait, il y a des preuves qui suggèrent le contraire », déclara le chef du programme d'urgence sanitaire de l'OMS aux médias, le 30 mars 2020. C'est donc l'Organisation mondiale de la santé qui prétend disposer de « preuves » que la meilleure façon d'arrêter la COVID-19 est de laisser la pandémie se propager à travers le monde et à l'intérieur des pays, afin que Big Doc puisse créer la panique, provoquer des drames humains et préparer le terrain pour des médicaments et des vaccins coûteux.

Leur troisième objectif était d'empêcher l'immunité collective naturelle, car cela arrêterait la pandémie et détruirait tout besoin de vaccins et de médicaments. Ainsi, les mêmes « experts » et politiciens qui prétendaient avoir des preuves que la fermeture des frontières et le port de masques contribueraient à propager le coronavirus, n'ont pas manqué de toupet pour ensuite introduire des frontières intérieures, enfermer la population, imposer le port de masques, etc. Ils invoquèrent leur ignorance du coronavirus pour justifier leur volte-face par rapport à leurs anciennes déclarations « fondées sur des preuves », alors qu'ils sont très cohérents dans la poursuite de leur objectif de gagner de l'argent grâce à la pandémie, comme ils continuent de le faire avec l'obésité et d'autres maladies chroniques. Des ignorants honnêtes auraient en effet sagement pris les conseils des Asiatiques qui savent comment gérer une nouvelle pandémie, au lieu de s'embourber dans des déclarations contradictoires et péremptoires.

Des pays et territoires asiatiques comme la Chine, le Japon, la Corée du Sud, Hong Kong ou Taïwan n'ont en effet pas écouté les recommandations « fondées sur des données probantes » de l'OMS, et ont donc réussi à gérer la pandémie et à protéger à la fois leurs économies et la santé physique et mentale de leurs citoyens, alors que de nombreux pays, en particulier en Europe occidentale et dans l'hémisphère occidental, prétendirent pompeusement sauver des vies en faisant tout le contraire. Et le résultat fut un impact dévastateur sur leurs économies, sur la santé physique et mentale de leurs citoyens, ainsi que les taux les plus élevés de décès associés à la COVID-19, et l'abolition ou la suspension de l'État de droit.

La propagande hypocrite des « sauveurs de vies »

On ne peut que s'interroger sur le rôle de l'Organisation mondiale de la santé et des autorités nationales de santé, étant donné leur complaisance avec l'expansion des maladies chroniques depuis les années 1970 et l'aggravation de ces maladies durant la COVID-19, et surtout les solutions coûteuses et inefficaces qu'elles préconisent. En effet, l'OMS nous dit que « le traitement et les soins palliatifs sont des éléments essentiels de la riposte » contre ces maladies chroniques qui tuent plus de 41 millions de personnes chaque année. Les résultats sont des milliards de malades, dont plus de 800 millions d'obèses. Et ce sont autant de patients qui peuvent mourir de la COVID-19 ou d'autres pandémies.

L'OMS ajoute, en octobre 2020, que son enquête « montre l'impact désastreux de la COVID-19 sur l'accès aux services de santé mentale et souligne qu'il est urgent d'accroître le financement. Les dirigeants mondiaux doivent agir rapidement et résolument pour investir davantage dans des programmes de santé mentale ». L'objectif est donc toujours plus d'argent pour ceux qui profitent de nos maladies, et pour cela ils font tout pour s'assurer que les gens, souvent trop crédules, continuent à les écouter au lieu de faire ce qu'il faut pour leur santé.

Mais ce n'est guère surprenant, puisque l'Organisation mondiale de la santé s'est enfin révélée comme le grand prédicateur de Big Doc et du covidisme. Et nous savons que dans la novlangue du covidisme « la santé, c'est la maladie », donc énormément d'argent. Malheureusement, tous ces drames ne sont que les conséquences désastreuses du fait que les humains ne courent plus et qu'ils cherchent donc le sens de la vie et le bonheur en se livrant aux facteurs de risque des maladies chroniques, qui ruinent leurs vies avant de les tuer, avec la complaisance de ceux qui prétendent s'occuper de leur santé. Nos corps et nos cerveaux continueront de faire partie des affaires les plus rentables du 21e siècle, à moins que nous en prenions conscience et que nous combattions résolument les facteurs de risques de ces maladies. Autrement dit, nous devrions investir intelligemment dans notre santé, au lieu de laisser Big Doc manipuler nos maladies physiques et mentales pour de gros profits.

« La plus grande de toutes les brutes »

Mais ce n'est pas tout, car Big Doc interdit en 2020, notamment en Absurdistan, aux proches des personnes âgées de leur rendre visite, et même d'assister à leurs obsèques, bien que les rituels funéraires fassent partie des premiers traits qui distinguèrent les espèces humaines de celles des autres animaux. Autrement dit, Big Doc est devenu plus cruel que les bêtes les plus féroces, en laissant nos anciens succomber de maladies ou de la solitude, et partir de ce monde sans la possibilité de voir et de dire un dernier adieu à leurs proches. Face aux centaines de milliards de dollars à gagner, Big Doc ne se moque pas seulement des souffrances physiques, morales ou mentales des personnes en fin de vie, mais également de celles de leurs proches. « Homme, vous êtes…

plutôt le roi des brutes, la plus grande de toutes ! » écrivit le visionnaire Léonard de Vinci cinq siècles auparavant.

Nos corps servent les intérêts de Big Doc

Grâce à leur puissante propagande parfois basée sur des preuves scientifiques trompeuses (telles que les affirmations fallacieuses selon lesquelles « l'alcool est bon pour votre cœur », « fumer permet de maigrir » ou « fumer empêche de grossir », sans parler du scandale du Lancetgate [10]), mais toujours aggravée par la crédulité illimitée des humains, Big Doc a réussi à transformer nos corps en une machine génératrice de revenus. À cet égard, tout le monde devrait bien comprendre qu'en plus des effets nocifs du tabac, l'alcool est également très mauvais pour le cœur, le cerveau, le système immunitaire, le pénis, etc., quelle que soit la quantité ou la marque. Malheureusement, de nombreuses personnes en surpoids ou obèses, surtout parmi les jeunes générations, consomment du tabac et de l'alcool avec un immense plaisir, car, grâce à la propagande de Big Doc, elles ont l'illusion que c'est bon pour le cœur et l'indice de masse corporelle, et donc merveilleux pour leur santé, à tel point que l'une de leurs exclamations préférées pour trinquer est très révélatrice : « Santé ! »

Big Doc fait toujours semblant de travailler pour les patients, tandis que beaucoup prospèrent sur les maladies chroniques et leurs facteurs de risque. Nous aurions néanmoins tort de le leur en reprocher, puisque la plupart des gens feraient exactement la même chose, car l'argent et le pouvoir sont aujourd'hui, hélas, les moteurs déterminants du comportement humain. L'assistance médicale est, bien sûr, très utile dans beaucoup de cas, mais, malheureusement, pas pour de nombreuses maladies chroniques évitables, telles que l'obésité et ses complications. Cela signifie que le fait de compter entièrement sur les médicaments, les médecins et leurs services peut s'avérer une option trompeuse et coûteuse.

Big Doc sait plus que tout le monde que les personnes qui développent les formes graves de la COVID-19 et qui en meurent sont celles qui souffrent de déficiences immunitaires qui les rendent incapables de vaincre facilement le coronavirus ; que ces déficiences

---

[10] https://www.francesoir.fr/societe-sante/lancetgate-pourquoi-ce-silence-assourdissant-autour-de-letude-du-lancet

sont provoquées par les maladies chroniques qui sont dues à des facteurs de risque aisément évitables ; et, par conséquent, que le seul remède vraiment efficace contre la COVID-19 et les futures pandémies consiste à combattre ces facteurs de risque afin de préserver et de renforcer nos systèmes immunitaires.

Mais Big Doc déclenche la panique générale à propos d'un coronavirus anodin pour les personnes en bonne santé, enferme tous les citoyens et interdit l'activité physique afin d'étendre et d'aggraver les maladies chroniques et donc de détruire ce qui reste encore de nos systèmes immunitaires. Autrement dit, il détruit ou ruine des milliards de vies, alors qu'il prétend sauver des vies, car son but est de continuer à s'enrichir, notamment avec des vaccins, qui seront de toute façon inefficaces pour les personnes dont le système immunitaire est détruit ou considérablement affaibli.

Le covidisme et son clergé nous racontent que ce sont leurs vaccins qui nous sauveront de la COVID-19 — donc de la mort — et ils parlent déjà d'obliger tout le monde à se vacciner, y compris les bébés, contre un microbe entièrement anodin pour tous les humains en forme et en bonne santé. Chacun devrait donc aisément comprendre que leur but est de vendre jusqu'à plus de 14 milliards de doses, ce qui leur rapportera des centaines de milliards de dollars.

À l'heure où nous écrivons ces lignes, au moins trois fabricants ont affirmé que leurs vaccins sont efficaces à plus de 90 %. À supposer qu'ils aient raison, les personnes vulnérables échapperont peut-être à cette pandémie, mais elles mourront de leurs maladies chroniques, qui sont la cause de la hausse de la mortalité dans tous les pays du monde. À titre d'exemple, le nombre de décès annuels est passé en France de 519 470 en 2004 à 559 293 en 2014, puis à 612 000 en 2019[11], soit un surplus de près de 100 000 décès annuels par rapport au chiffre de 2004.

Le système immunitaire est l'atout le plus précieux

Le système immunitaire est notre atout le plus précieux et le plus efficace contre les pandémies, car c'est notre système de défense contre les virus et d'autres microbes. Cela signifie que, si l'on veut honnêtement combattre la COVID-19, on doit préserver et renforcer le système immunitaire, au lieu d'accélérer la tendance naturelle à l'immunosénescence, c'est-à-dire la perte d'efficacité du système

---

[11] https://www.sidy42k.com/welcome-to-authoritarian-absurdistan-aka-france.html

immunitaire qui accompagne le vieillissement de l'individu. Autrement dit, l'immunosénescence augmente la vulnérabilité aux infections et réduit l'efficacité des vaccins. C'est pour cette raison qu'en dépit des campagnes de vaccination, la grippe saisonnière tue chaque année jusqu'à 650 000 personnes fragilisées par les maladies chroniques. Et voilà que les mesures prises par certains pays pour faire face à la COVID-19 contribuent à l'aggravation significative de ces maladies physiques et mentales, et, par conséquent, à la destruction supplémentaire des systèmes immunitaires des citoyens. Ces mesures sont donc à la fois irrationnelles et contre-productives pour la santé des individus, mais parfaitement cohérentes avec la stratégie cynique de Big Doc.

Par ailleurs, ceux qui déclaraient que laisser circuler le coronavirus ne produirait pas une immunité collective et qu'il fallait donc enfermer tout le monde afin de bloquer la propagation de la pandémie prétendent ensuite que leurs vaccins vont déclencher l'immunité collective. Enfin, soit les fabricants ont raison de dire que leurs vaccins sont efficaces à plus de 95 %, et dans ce cas le bon sens, c'est de vacciner toutes — mais uniquement — les personnes vulnérables, soit ils nous disent tout ce qu'ils savent sur leurs produits. De même, soit les vaccins sont sûrs, et donc leurs fabricants seront tenus responsables des dommages potentiels, soit ils nous disent ce qu'ils savent, et surtout ce qu'ils craignent, au lieu d'empocher des centaines de milliards de dollars, tout en reportant leurs responsabilités civiles ou pénales sur les contribuables.

Qui plus est, tout le monde doit comprendre par ailleurs que, contrairement à la croyance populaire, les vaccins ne confèrent eux-mêmes aucune immunité. Les vaccins, à condition qu'ils soient efficaces, peuvent seulement déclencher une réponse immunitaire, comme le font les microbes, ce qui signifie que les personnes en bonne santé et en forme, qui attrapent le coronavirus ou qui reçoivent un vaccin efficace, sont plus à même de produire suffisamment d'anticorps contre le virus que celles atteintes de maladies chroniques graves. Autrement dit, tout dépend en fin de compte de la capacité du système immunitaire du patient, d'où la nécessité rationnelle de renforcer notre système de défense naturelle contre les microbes, au lieu de le détruire.

Fort heureusement, nous pouvons tous le faire facilement, sauf ceux qui ont déjà perdu leurs capacités physiques ou cognitives. Pour eux, il est trop tard. À cet égard, nous devons toujours nous rappeler que se retrouver dans un EHPAD est une autopunition, pas une fatalité. C'est, en effet, la conséquence directe d'un art de vivre, dont beaucoup de gens sont à la fois très friands et fiers, et qui est basé sur le dédain des efforts physiques, l'amour pour l'alcool et la nourriture à domicile ou dans des fêtes, des galas, des bars et restaurants, l'usage du tabac et d'autres substances nocives, etc. Profiter de plaisirs à court terme en échange de maladies chroniques à long terme, dont la maladie d'Alzheimer, est irrationnel. Les humains sont nés pour courir pieds nus pour vivre en bonne santé et heureux grâce à la libération naturelle des endorphines, et non pour chercher ces hormones du plaisir en livrant aux facteurs de risque des maladies chroniques qui continuent à emmener chaque année un nombre croissant de personnes dans les EHPAD et les cimetières.

L'échec flagrant des règles de COVID-19 les plus strictes au monde

Ironie du sort, le jeune président de l'Absurdistan qui déclara la guerre à la COVID-19 dès mars 2020, décréta l'état d'urgence et imposa les mesures les plus restrictives aux citoyens a fini par attraper la COVID-19, en dépit ou à cause des mesures qu'il a prises, qui, par ailleurs, ont « significativement détérioré la santé » de la population, selon l'aveu de son ministre de la santé. Autrement dit, le fait que le commandant en chef et des membres de son gouvernement ont attrapé le coronavirus et que certains ont même développé des symptômes de la maladie est l'éclatante preuve que, soit ils ne respectent pas les règles, soit ces règles sont inefficaces et contre-productives, soit les deux à la fois.

Quoi qu'il en soit, comme la stratégie de guerre choisie par l'Absurdistan aggrave les maladies chroniques, elle renforce la destruction en cours de notre seul système de défense efficace contre la COVID-19 et les futures pandémies, c'est-à-dire nos systèmes immunitaires, dont dépend également l'efficacité des vaccins potentiels.

Si nous continuons à nous laisser manipuler par Big Doc pour servir leurs intérêts économiques et politiques, ils nous infligeront la même punition à chaque nouvelle pandémie (campagnes de peur, confinements, aggravation des maladies, etc.), jusqu'à ce que nous mourions tous de maladies physiques ou mentales. Nous devons donc leur opposer notre réponse rationnelle, qui consiste à éviter les maladies chroniques et à renforcer nos systèmes immunitaires, et pour cela nous devons abandonner les facteurs de risque et pratiquer régulièrement la course à pied, de préférence pieds nus pour éviter les douleurs, les blessures et la fatigue. Nous serons alors fin prêts pour défendre nos libertés et combattre facilement et gratuitement la COVID-19 et les futures pandémies.

Chapitre premier : Courir est une activité normale et vitale de l'*homo sapiens*

À force de créer, puis d'améliorer sans cesse les conditions d'une vie qui ne requiert plus aucun effort physique intense, les humains ont fini par perdre la motivation pour courir de longues distances. Tous les espoirs sont toutefois permis, car rien qu'aux États-Unis, le nombre annuel de personnes qui franchissent la ligne d'arrivée des marathons a bondi d'à peine 25 000 en 1976 à plus de 550 000 en 2014. Et ce sont désormais plusieurs dizaines de milliers de coureurs qui participent aux marathons de certaines métropoles de la planète. Victimes d'une popularité grandissante, de plus en plus de courses adoptent un système de qualification ou de tirage au sort pour l'attribution des dossards.

Les marathoniens justifient leur nouvelle passion par les bienfaits qu'ils en tirent pour leur santé ou leur bien-être, la recherche du plaisir, une cause familiale ou humanitaire, la quête de reconnaissance sociale, etc. Ces explications, qui se veulent rationnelles, ne sont pourtant que des facteurs qui contribuent à l'émergence de la motivation. Nous courons instinctivement par vocation, car notre corps est conçu de manière à pouvoir assurer la survie de notre espèce dans un environnement difficile où l'accès à la nourriture, au demeurant aléatoire, exige un important effort physique de tous les membres de la tribu.

Comparés aux quadrupèdes, nous sommes de piètres sprinteurs, mais d'excellents coureurs d'endurance, en particulier grâce à notre mécanisme de thermorégulation unique en son genre, à savoir la transpiration par tout le corps, avec une efficacité renforcée par la perte des poils. C'est cet avantage qui a permis aux premiers humains de survivre d'abord au moyen du charognage. Ils développèrent ensuite la technique de la chasse à l'épuisement, qui consiste à traquer le gibier aussi longtemps que nécessaire pour le pousser dans un état d'hyperthermie critique. L'animal est alors contraint à ne plus bouger, car continuer l'effort entraînerait de toute façon sa mort certaine. Autrement dit, nous disposons des capacités d'endurance pour courir des marathons ou venir à bout, à armes égales, de nos proies à quatre pattes. En revanche, si nous nous trouvions encore dans la chaîne alimentaire, un lion ou un léopard affamé rattraperait en quelques secondes le sprinteur bipède le plus rapide du monde, pour le dévorer.

L'activité physique favorise le développement de l'enfant censé devenir un bon chasseur-cueilleur afin de pouvoir, le moment venu, apporter efficacement sa part de contribution à la recherche de nourriture. Il est donc tout à fait naturel que nos tout-petits se montrent très actifs. Si l'on cherche toutefois à les contraindre à se tenir tranquilles, de vrais troubles comportementaux peuvent en résulter, sans parler du risque de tomber rapidement dans le piège du surpoids ou de l'obésité. Les humains naissent égaux en matière de capacités d'endurance, mais ils tendent à en perdre progressivement la motivation dès lors qu'ils bénéficient d'un accès sans effort aux aliments. Cela signifie que, si on laisse la nature faire son œuvre, nos enfants finiront de toute façon par se calmer spontanément, au fur et à mesure qu'ils grandiront. La nécessaire reprise de l'activité physique dans le cadre d'une stratégie de prévention des maladies chroniques s'avérera alors un défi que des milliards d'hommes et de femmes ont beaucoup de mal à relever.

Nous nous prenons pour les maîtres de toutes nos décisions alors qu'elles relèvent souvent du cerveau reptilien que nous partageons avec d'autres espèces du règne animal et qui nous prescrit une sorte de trois commandements pilotés par le plaisir ou la peur :
- De tes prédateurs tu te méfieras !
- Des enfants, tu procréeras !
- De la nourriture tu te procureras !
Nous n'avons heureusement plus rien à craindre de nos prédateurs, quadrupèdes et grands sprinteurs, face auxquels la réaction de fuite s'avère presque toujours fatale. Ne pas bouger offre en revanche une

chance d'échapper aux griffes et aux crocs des brutes affamées, car une proie qui reste passive leur semblera impropre à la consommation. Mais, cruauté du destin, notre cerveau reptilien continue de fonctionner comme si nous vivions encore dans la forêt ou la savane, au milieu des autres animaux. Des humains confrontés à des dangers de mort de notre époque, comme les survivants d'un accident d'un avion, se retrouvent ainsi tétanisés par la peur alors que, s'ils le peuvent, ils doivent fuir immédiatement les lieux avant que l'appareil ne s'enflamme.

On peut aussi facilement admettre que notre espèce réussit bien la procréation, même si de plus en plus d'humains, notamment de certains pays riches, n'arrivent plus à engendrer naturellement des enfants. Le troisième commandement retient plus particulièrement l'attention, du fait de son lien anthropologique et inéluctable avec les courses à pied sur de longues distances. Grâce aux progrès réalisés au cours de l'histoire de l'humanité, comme la domestication de certains animaux, l'agriculture, les armes à feu et les moyens de transport et de communication modernes, la plupart des humains sont désormais dispensés de toute activité physique contraignante pour satisfaire leurs besoins alimentaires et en eau.

Mais c'est justement de là que découlent beaucoup de nos problèmes, car le fonctionnement de notre corps de chasseur-cueilleur n'est pas si différent de ceux de nombreuses autres espèces animales. Prenons l'exemple des écureuils de Lincoln Park, à Chicago. Ils appartiennent, à l'instar des humains, aux espèces homéothermes. Leur température corporelle doit donc demeurer constante, quelles que soient les variations du niveau du mercure à l'extérieur. Ces créatures mignonnes, qui enchantent autant les enfants que les adultes, parviennent à survivre les rigueurs de l'hiver, grâce au mécanisme naturel de la régulation pondérale.

Ils s'y préparent pendant l'automne, en stockant des aliments dans des cachettes pas toujours faciles à retrouver, et surtout en accumulant beaucoup de graisse dans leur corps. Le manteau adipeux, qui leur sert à la fois de réserve de nourriture et d'isolant thermique, disparaît progressivement, de telle sorte qu'à l'arrivée du printemps, ils ont déjà perdu leur surpoids saisonnier. Leurs voisins humains passent quant à eux l'hiver au chaud, grâce à la thermorégulation assistée. Et ils n'ont par ailleurs aucun mal à trouver de la nourriture, sans compter que les fêtes de fin d'année rendent plus acceptable une augmentation des apports caloriques, surtout lorsque l'on y associe de bonnes résolutions. Le bilan pondéral excédentaire qui en résulte et la volonté de s'en débarrasser avant l'été poussent alors nombre de personnes vers des solutions, hélas, rarement efficaces (cf. chapitre XVIII).

Nous avons oublié que notre corps est prédestiné à la pratique de la chasse à l'épuisement et qu'il dispose des capacités exceptionnelles pour mener à bien cette activité vitale. Le fait que nous n'ayons plus besoin de chasser à mains nues pour nous nourrir n'y change rien. L'une des merveilles du marathon consiste justement à nous permettre d'assouvir notre pulsion cynégétique et d'en tirer tous les bénéfices, de surcroît sans tuer les animaux. Les coureurs classés reçoivent d'ailleurs chacun une médaille qui tient symboliquement lieu de gibier. On comprend alors que certains se prennent instinctivement des photos en mordant leurs médailles ou les exhibent très fièrement, à la maison ou dans leurs lieux de travail, comme des trophées de chasse bien mérités.

C'est à Michel Bréal que nous devons la renaissance des courses à pied sur de longues distances. Inspiré par la légende tragique de Philippidès, le linguiste français suggéra d'ajouter une épreuve de marathon aux premiers Jeux olympiques modernes, organisés à Athènes du 6 au 15 avril 1896. On raconte qu'à l'issue de la victoire des Athéniens contre les Perses à la bataille Marathon, en l'an 490 avant notre ère, le messager Philippidès avait couru jusqu'à Athènes et qu'il avait juste eu le temps, avant de rendre l'âme, d'annoncer la bonne nouvelle : *Nenikekamen* ! « Nous sommes victorieux ! »

Les premiers marathoniens, perçus par certains comme des individus cinglés, et par d'autres comme des personnages épiques du monde moderne, sont les pionniers de la réactivation d'une pratique fondamentalement humaine, qui colle parfaitement aux capacités et aux attentes du corps de l'*homo sapiens*. La course a été cependant marquée depuis son origine par des préjugés et des stéréotypes parfois stupéfiants. À titre d'exemple, de pures élucubrations furent avancées pour justifier l'exclusion des femmes, et l'on prétend par ailleurs que les Africains disposent de gènes de vitesse, un avantage qui expliquerait leur suprématie dans les épreuves de marathon. Des gens, dont beaucoup se résignent à subir les maladies chroniques, continuent donc de croire, parfois avec une ferveur étonnante, aux fallacieuses théories de la division sexuelle ou raciale du travail.

Nous nous présentons très volontiers comme des humains modernes et civilisés, mais nous demeurons dans le corps et dans l'âme ce que nos ancêtres furent pendant des millions d'années, à savoir des individus d'une espèce tropicale de chasseurs-cueilleurs. Si notre espèce a réussi à peupler tous les continents, y compris l'Antarctique, où certains pays disposent de stations scientifiques, c'est parce que nous couvrons notre corps, parfois des pieds à la tête, et nous modifions l'environnement hostile afin de le rendre habitable.

C'est de notre vraie nature que résultent l'émergence du fléau des maladies chroniques, le désir de soleil ou de vacances dans le «paradis tropical», la popularité croissante des marathons, ainsi que le retour instinctif ou éclairé au podonudisme, voire carrément au nudisme. Autrement dit, un chasseur-cueilleur doit courir, de préférence très fréquemment et pieds nus, même si, fort heureusement, il n'a plus besoin d'attraper et de tuer d'autres animaux. Des courses de nudistes sont d'ailleurs organisées dans plusieurs endroits de la planète, mais, paradoxalement, les participants préfèrent mettre les baskets pour l'occasion !

En somme, nous ferions mieux de revenir à la raison pour comprendre que les individus de notre espèce partagent une communauté de destin, et que nous devrions sortir régulièrement de notre confort artificiel pour nous livrer à la pratique gratifiante et salutaire de la course à pied sur de longues distances. L'irrésistible engouement de plus en plus d'humains pour les marathons et les ultramarathons résulte en effet de l'immense récompense octroyée à ceux qui reviennent dans le droit chemin.

Chapitre II : Renaissance des ardeurs de la course à pied

À l'issue des vacances scolaires que je venais de passer chez ma grand-mère maternelle, un oncle se porte volontaire pour me raccompagner au village de mes parents, situé à une journée entière de marche sur des chemins de brousse, occultés par endroits par les hautes herbes de la saison pluvieuse.

- Amadou, tu devras avancer au rythme de l'enfant. Et si tes jambes te démangent, tu n'auras qu'à attendre le trajet du retour pour foncer comme bon te semblera, lança ma grand-mère à l'attention de l'oncle.

- C'est entendu ! promit ce dernier.

Nous partons à l'aube. Je comprends dès la sortie du village que l'oncle n'a aucune envie de tenir sa promesse, à moins qu'il ne cherche seulement à me démontrer le bien-fondé de sa réputation de marcheur véloce, sans doute convaincu que le neveu ne va pas tarder à s'essouffler. Il ignore le plaisir que j'éprouve à le suivre, habillé pour l'occasion du petit cafetan flambant neuf, que la grand-mère m'a offert, et naturellement pieds nus, comme tous les enfants de la contrée.

- Souhaites-tu que nous ralentissions ? me demanda-t-il au bout d'une dizaine de minutes, en coupant des herbes avec sa machette afin de nous frayer le passage.

- Non, pas du tout, répliquai-je.

Il accélère alors progressivement, se retournant de temps à autre afin de vérifier où j'en suis. Surpris de constater que je continue à le talonner sans aucune difficulté, il passe subitement à sa vitesse de croisière. Et j'en suis ravi, car c'est le moment que j'attendais : je vais pouvoir désormais alterner la course et la marche ! Mon oncle doit se demander comment un enfant de 7 ans parvient à le défier sur une longue distance, mais il n'en dit rien.

Nous ne faisons que les deux pauses inévitables sur le trajet, à l'occasion des traversées des fleuves Kokoulo et Kakrima, pendant lesquelles nous sommes les assistants des piroguiers, chargés à l'aide de 2 calebasses d'écoper les barques qui prennent de l'eau à chaque coup de pagaie, sur le côté correspondant. Nous arrivons à destination vers 15 h alors que nous y étions attendus vers le crépuscule.

- Amadou, je constate que tu n'as pas pu t'empêcher de faire courir mon enfant ! s'exclama ma mère.

- Maman, l'oncle n'y est pour rien, annonçai-je. C'est moi qui ai voulu le suivre, et tu vois bien que je ne suis même pas fatigué.

Je viens d'effectuer naturellement et assez rapidement un ultramarathon, puisque la distance entre les deux villages dépasse les 50 km. Ce qui de nos jours aurait pu susciter dans certains pays un vif débat entre ceux qui y verraient une performance d'un enfant et d'autres qui, au contraire, parleraient de maltraitance d'un jeune garçon. Mais dans tous les cas, réussir sans encombre une course sur une longue distance exige une certaine préparation. Et justement, au cours de l'année scolaire qui venait de s'écouler, je parcourais pieds nus 15 km par jour pour fréquenter l'école élémentaire la plus proche de notre village.

Étant donné qu'à l'époque la scolarité n'était pas obligatoire en Guinée et que mon père ne voulait pas que j'effectue des études, c'est à une banale histoire de gamins que je dois ma motivation pour rejoindre les bancs de l'école. Nous sommes à l'été 1961. Un cousin est en train de gribouiller du je-ne-sais-quoi sur le sol argileux.

- Pourrais-tu écrire mon nom, s'il te plaît ? lui demandai-je.

- Non, tu n'as qu'à écrire ton nom toi-même ! répliqua-t-il.

Son ton un peu trop fier de lui me laisse penser qu'il ne sait pas comment s'écrit mon nom, mais qu'il préfère ne pas me l'avouer. Il venait en effet seulement de terminer sa première année scolaire. S'il avait pourtant griffonné n'importe quoi, en me disant que c'est mon nom, ma curiosité aurait été satisfaite et ma vie aurait connu un destin fort différent, c'est-à-dire celui d'un paysan peul de la région du Fouta Djallon. Plutôt que de l'en vouloir, je décide de relever le défi qu'il vient de me lancer.

- Je veux que mon père m'inscrive à l'école, annonçai-je à ma mère.
- Je le lui ai déjà demandé, mais il prétend que l'école ne sert à rien.
- Maman, j'ai absolument besoin d'apprendre à écrire mon nom.
- Bon, allons lui en parler, j'espère qu'il changera d'avis.

L'une des conséquences de la polygamie, en particulier chez les Peuls, est qu'elle génère des injustices. La femme préférée et ses enfants bénéficient d'un statut privilégié. Les autres femmes et leurs progénitures sont des individus de seconde classe, avec une hiérarchie entre elles aussi. Ma mère, moi et ma jeune sœur occupions le bas de l'échelle. Quelques années plus tôt, mon père avait fait inscrire à l'école ses 3 premiers garçons, qui habitent désormais en ville, chez une tante paternelle.

- Sidy insiste pour aller à l'école, annonça ma mère.
- Mais je t'ai déjà dit que ça ne sert à rien, répliqua mon père.
- Si l'école ne vaut rien, pourquoi mes demi-frères y sont-ils ? rétorquai-je.
- J'ai fait inscrire mon fils aîné parce que l'administration coloniale nous incitait à envoyer un garçon à l'école.
- Mais vous avez ensuite ajouté les deux autres. Donc moi aussi j'ai le droit d'étudier !
- Bon, puisque tu insistes, tu iras à l'école élémentaire de Gougoudjé. Je te préviens que c'est très loin d'ici.
- Pourquoi ne me confiez-vous pas à une famille, en ville, qui habite près d'une école ?
- Gougoudjé est à prendre ou à laisser !

Mon père pense s'en sortir en jouant la carte de Gougoudjé. Il aurait désormais la paix et la conscience tranquille, puisque nous assumerions la responsabilité d'avoir refusé sa proposition de me faire inscrire à l'école. Je me tourne vers ma mère, qui est en train de pleurer, puis vers mon père resté impassible.

- Bon, je prends ! annonçai-je.
- Que prends-tu ? demanda mon père, visiblement très surpris.
- Gougoudjé !

La première année de scolarité m'aurait suffi pour apprendre la graphie de quelques syllabes et je n'en cherchais pas plus. Mais, puisque mon père m'oblige d'effectuer 15 km par jour, dans l'espoir que je finirai bien par m'en lasser, j'ai le choix entre lui donner satisfaction ou, au contraire, relever le défi pour tenter de surpasser ses fils préférés. Et dans cette compétition, qui s'annonce, je bénéficie, paradoxalement, d'un petit avantage, car un enfant qui court est plus heureux et plus motivé que ceux qui ne bougent pas. La même observation vaut d'ailleurs pour tous les humains.

Je viens de réaliser, à l'âge de 6 ans, que nous vivons dans un monde injuste et impitoyable, et que je dois dans ces conditions savoir me battre contre toutes sortes d'adversités afin de priver les éventuels bourreaux de la moindre jouissance de leurs cruautés. Le mal – inhumain par définition — se révèle au demeurant caractéristique de gens qui ne se sentent pas tout à fait bien dans leur peau. Plusieurs décennies plus tard, des individus dont les méfaits n'ont pas produit les effets escomptés me qualifieront de personnage atypique.

Le 8 octobre 2008, mon collègue Mourad Hannin frappe à la porte ouverte de mon bureau situé au 37ᵉ étage d'une tour de l'avenue Michigan, à Chicago (États-Unis).

- Excusez-moi de vous déranger, lança-t-il en souriant.

- Entrez !

- Je participerai au marathon de Chicago, dimanche prochain, annonça-t-il.

- Vous courrez 42,2 km !

- Oui, comme tous les ans.

- Bravo ! Vous êtes le premier marathonien en chair et en os que j'ai l'honneur de rencontrer. Mais comment arrivez-vous à tenir sur une telle distance ?

- Tout le monde peut courir des marathons.

- Non, j'en serais fort incapable !

- Je travaille ici depuis plusieurs années, au cours desquelles j'ai tenté en vain de convaincre des collègues de courir le marathon de Chicago. Je m'attendais à un peu plus de chance avec vous.

- Je ne vous promets rien. Pourriez-vous entre-temps me recommander un bon club de gymnastique ?

- Suivez-moi, rétorqua-t-il en se dirigeant vers la fenêtre qui donne vers le lac Michigan.

- Regardez cet immeuble en bas avec la grande terrasse sur le toit. C'est un excellent club de gymnastique qui dispose d'un autre établissement sur l'avenue Fullerton, à Lincoln Park, où vos enfants pourront pratiquer le tennis ou le basket, si vous prenez un abonnement pour la famille.

- Merci infiniment ! Je serai sur le parcours du marathon pour vous applaudir.

Le dimanche matin, je descends de mon appartement situé dans une tour de Lincoln Park. Dès que j'arrive à l'intersection de l'avenue La Salle et la rue Clark, je distingue mon collègue au milieu de la foule compacte des coureurs. « Bravo, Mourad ! » lui lançai-je. J'y reste encore une vingtaine de minutes pour encourager d'autres coureurs, en essayant de deviner leurs histoires et leurs motivations. Certains portent des t-shirts d'associations caritatives ou des photos de proches. D'autres sont des guides de marathoniens malvoyants.

Je me rends ensuite à la rue Sedgwick pour attendre le second passage de Mourad, en direction du sud cette fois. Il arrive en boitant.

- Mourad, qu'est-ce qui vous arrive ?

- Ma blessure s'est réveillée, mais ce n'est pas si grave. Je dois juste ménager mon corps.

- Courage et bonne chance !

- Merci, je tiendrai jusqu'au bout ! m'assura-t-il, en souriant.

J'admire son humilité, son courage et sa persévérance, et je suis encore loin de m'imaginer que je le rejoindrai dans sa passion. Je souscris le lendemain un abonnement familial au club de sport. J'y effectue quatre à cinq fois par semaine des exercices cardiovasculaires et de renforcement musculaire, « pour faire beau à la plage », diraient les Brésiliens. Puis, je tombe un jour sur une annonce qui retient mon attention, car elle concerne une course à pied, organisée tous les ans par des Américains sur le thème de la fête nationale française. Et j'apprends que l'épreuve de 5 km se déroulera désormais à Lincoln Park, avec un départ et une arrivée en face du Musée de la nature, c'est-à-dire à moins de 400 mètres de ma résidence. « Si, comme l'affirme mon collègue, tout le monde dispose des capacités pour effectuer des marathons, je devrais être en mesure de courir 5 km, même sans aucun entraînement », pensai-je.

Dès le coup d'envoi de la course, le 7 juillet 2010, à 19 h, un petit groupe de participants se détache très rapidement du peloton, mais les gens qui se trouvent devant moi semblent beaucoup moins pressés. Je réussis à les dépasser par la droite, en courant sur l'herbe, puis je continue sur ma lancée jusqu'à la ligne d'arrivée que je franchis, à bout de souffle, en 24 minutes et 35 secondes. Je rentre ensuite directement à la maison avec le sentiment d'avoir accompli une mission patriotique, en attendant peut-être l'édition de 2011[12].

La réception une quinzaine de jours plus tard, par la poste, du trophée de la première place de ma catégorie d'âge réveille subitement ma conscience sur les capacités extraordinaires des humains à courir de longues distances. Je comprends en effet, rétrospectivement, que les quelque 40 000 marathoniens qui sont passés devant ma résidence en 2008 et 2009 n'ont finalement rien d'exceptionnel, puisque ce sont des personnes comme vous et moi. Si seulement j'avais eu ce déclic beaucoup plus tôt. J'appelle aussitôt mon collègue pour lui montrer le trophée.

- Toutes mes félicitations ! s'exclama-t-il.

- Mourad, j'ai une autre nouvelle qui va encore plus vous plaire, mais je vous laisse deviner.

- Vous envisagez de courir le marathon de Chicago !

- Oui, exactement !

- J'en suis ravi ! Vous avez un peu plus d'un an pour vous préparer.

- Non, Mourad, je courrai avec vous, le 10 octobre prochain. Je ne peux pas attendre l'édition de 2011.

- Bon, très bien, dit-il après un moment d'hésitation. Les dossards sont malheureusement épuisés depuis fort longtemps, poursuit-il en espérant que cet argument suffira pour me dissuader.

- Oui, mais David Reithoffer pourrait m'aider à obtenir un dossard, rétorquai-je, en souriant.

- Certainement, concéda-t-il, mais je vous déconseille de vous lancer dans un marathon sans aucune préparation. Je vous le dis par expérience.

---

[12] https://www.sidy42k.com/some-of-my-short-races.html

- J'en suis conscient, mais je prends le risque. Au pire, ça me servira de leçon.

J'obtiens effectivement le dossard et je trouve sur internet des plans d'entraînement qui recommandent tous de s'y prendre au moins 6 mois à l'avance, mais je crois naïvement au miracle. Je compte en effet sur mes vacances d'été pour préparer le marathon. Au bout d'une quinzaine de jours survient mon premier sérieux ennui, que j'attribue un peu trop vite à la malchance : une forte douleur sur la face interne de la cuisse gauche me contraint de suspendre indéfiniment l'entraînement. Qu'à cela ne tienne, je décide de participer quelques semaines plus tard au semi-marathon de Chicago dans l'objectif d'y réaliser un temps de qualification me permettant d'accéder à un sas préférentiel du marathon.

Au moment de prendre le départ du semi-marathon, le 12 septembre, la douleur à la cuisse avait déjà disparu. Je tente de suivre les meneurs d'allure de 1 h 30, mais je me retrouve très vite à bout de souffle. Je m'étouffe ensuite lors du premier ravitaillement en essayant de boire en courant. J'arrive tout de même à battre mon record sur les 5 premiers km, que je parcours en moins de 23 minutes. Lorsque les meneurs d'allure de 1 h 45 me rattrapent vers le 16e kilomètre, je puise dans mes dernières réserves pour continuer avec eux jusqu'à la ligne d'arrivée, ce qui me donne le droit d'accès au sas C du marathon de la ville. Mais je m'en sors avec des courbatures atroces, des jambes en coton, des pieds bien gonflés et une sérieuse tendinite au genou gauche[13].

Dans le cadre de la préparation de ses adhérents pour le marathon, l'Association des coureurs de Chicago (CARA) organise une semaine plus tard une course de 20 miles (32 km) sur le Lakefront Trail, une piste qui longe la rive occidentale du lac Michigan et très prisée par les promeneurs, les joggers et les cyclistes de la grande métropole du Midwest américain. Le gardien de l'immeuble de ma résidence m'interpelle, en me voyant sortir tôt le matin du 19 septembre.

- Où allez-vous avec ce dossard ? demanda-t-il.
- À la course des 20 miles de CARA.
- Mais vous pouvez à peine marcher !

---

[13] https://www.sidy42k.com/7-half-marathons-in-the-us.html

- Je vais tester mes pieds et la tendinite jusqu'à l'arrêt du bus.
- Alors je vous souhaite bonne chance !
- Merci !

Je suis tout seul dans l'abribus situé près de l'entrée principale du zoo de Chicago, lorsqu'un bus 151 arrive et s'arrête juste en face de moi. Le chauffeur ouvre la porte et, constatant que je ne me décide pas, me fait signe de monter. « J'attends quelqu'un, nous prendrons le suivant », lançai-je en guise d'excuse.

J'ai eu tellement mal en marchant à peine une centaine de mètres que ma priorité est désormais de retrouver mon lit et d'appliquer des poches de glace au genou malade et aux pieds. Je reste à l'arrêt juste le temps que le bus disparaisse à l'horizon, puis je rentre à la maison. Mon regard croise de nouveau celui du gardien sans qu'aucun de nous prononce cette fois un mot, mais nous partageons certainement la même opinion, à savoir que j'ai été ridicule. J'en tire la leçon, en acceptant l'idée de ne plus courir avant le marathon, dans l'espoir que les choses vont peut-être s'arranger d'elles-mêmes d'ici là.

Le dimanche 10 octobre 2010, je prends, très tôt le matin, le bus 22 à l'angle des rues Clark et Webster afin de me rendre à Grand Park. En plus des inquiétudes liées à la tendinite, j'ai bien d'autres soucis, car je n'ai passé aucune visite médicale, je ne me suis pas entraîné et je sais que l'on peut perdre la vie sur les courses de longues distances (cf. chapitre XX). Et le marathon de Chicago ne serait pas à son premier décès. J'avais donc évoqué la veille avec ma femme les dispositions à prendre et les formalités à accomplir pour le retour de la famille en France, au cas où le malheur m'arriverait[14].

Bien que les 3 semaines de repos aient permis, me semble-t-il, à mon genou de récupérer définitivement, je porte préventivement une genouillère. Je pars du sas C avec l'intention de garder, prudemment, une allure modérée jusqu'à la ligne d'arrivée. Étant donné toutefois l'absence totale de douleur au bout de 5 km, j'accélère pour passer à 12 km/h, ce qui correspond à ma vitesse moyenne sur le semi-marathon, mais je ne tarde pas à comprendre que je viens de commettre une grave erreur. Je reçois les acclamations et les encouragements de ma femme et de nos trois garçons devant l'entrée principale du zoo. Je les rassure que tout va bien alors que je souffre déjà de la tendinite. Le

---

[14] https://en.wikipedia.org/wiki/List_of_marathon_fatalities

parcours continue vers le nord sur le boulevard Sheridan jusqu'à la rue Addison et revient ensuite vers le sud par la rue Broadway, puis la rue Clark où je retrouve de nouveau les membres de ma famille. Je parviens à dissimuler mes douleurs derrière un grand sourire, évitant ainsi de les inquiéter. Mais une telle attitude, a priori irresponsable, peut susciter des interrogations.

Je n'avais jusque-là jamais senti le besoin de participer à des marathons, je manque de préparation, je souffre terriblement d'une blessure et me voilà, avec ma famille, à une centaine de mètres de notre résidence. J'aurais donc dû logiquement jeter l'éponge, à l'angle des rues Webster et Clark, pour rentrer directement à la maison. Mais je ne peux pas abandonner en l'absence de force majeure, car les courses de longues distances relèvent plus de l'instinct ancestral de survie que de la raison ou d'un quelconque prétendu héroïsme. Lorsque la tribu a faim, aucun chasseur ne laisse volontairement filer sa proie. On voit ainsi des marathoniens s'effondrer seulement après avoir franchi la ligne d'arrivée ou marcher ensuite avec beaucoup de mal alors qu'ils viennent de courir 42,2 km.

En fait, dès qu'un individu se lance dans un marathon, son cerveau reptilien prend le contrôle, en accordant la priorité au succès collectif de la course, qu'il interprète comme une sortie de chasse à l'épuisement pour trouver la nourriture indispensable à la tribu. Le choix se fait donc au détriment des blessures, des souffrances, voire du décès d'un coureur. Les endorphines sécrétées par l'hypophyse et l'hypothalamus atténuent la sensation de douleur pour permettre au marathonien de continuer jusqu'au bout. La délivrance à l'arrivée étant perçue par le cerveau primitif comme l'aboutissement de l'effort cynégétique, la préservation du coureur qui a survécu devient alors prioritaire. Et ce dernier commence aussitôt à sentir plus intensément les douleurs et les courbatures, ce qui le contraint à ménager son corps afin d'éviter l'aggravation des blessures, car la tribu a encore besoin de lui.

Lorsque j'arrive au point de ravitaillement situé à l'angle des rues Franklin et Adams, je décide de marcher un peu afin d'évaluer la gravité de la tendinite. Dès que j'essaie de me remettre à courir, je constate l'impossibilité totale de plier le genou malade ; sans parler de l'atroce douleur au moindre mouvement de l'articulation. On ne peut pas courir avec une jambe raide. Même la marche s'avère bien problématique dans ces conditions, car la jambe doit effectuer un demi-cercle vers l'extérieur pour avancer. Qu'à cela ne tienne, je décide de marcher les quelque 22 km qui me séparent de la ligne d'arrivée. J'ai paradoxalement envie de sauter de joie, parce que, comme je réduis ainsi l'intensité de l'effort, je me sens désormais à l'abri d'une éventuelle défaillance cardiaque. Mourad me rattrape environ une demi-heure plus tard.

- Sidy, est-ce encore la tendinite ?
- Oui, malheureusement.
- Allez-vous abandonner ?
- Non, je n'y pense même pas !
- Courage ! Je vous attendrai donc près de la ligne d'arrivée.
- Merci, Mourad !

Au bout d'une soixantaine de minutes de marche, je commence à sentir des douleurs également aux quadriceps, qui finissent par devenir aussi atroces que celles de la tendinite, à tel point que je dois serrer les dents. Mais je m'efforce d'afficher une meilleure mine sur les 400 derniers mètres, que je parcours sous les acclamations nourries de l'immense foule de spectateurs. On se croirait à l'arrivée triomphale du vainqueur de l'épreuve. Mourad m'attendait comme promis, les bras largement ouverts. Mon calvaire a duré 5 h 20[15].

- Bravo, Sidy, et bienvenue au club ! Quel bonheur de me retrouver enfin avec un collègue à l'arrivée du marathon de Chicago !

- Merci, Mourad, je suis également ravi d'avoir réussi, aujourd'hui, mon premier marathon. J'en éprouve une grande satisfaction, y compris pour mon record personnel, puisque je pourrai facilement le battre.

- Vous ferez certainement beaucoup mieux lors de la prochaine édition.

- Dans un an ? Non, Mourad. Je dois impérativement obtenir ma qualification pour le marathon de Boston avant le 12 septembre 2011, ce qui signifie que je dois courir d'ici là un marathon en moins de 3 h 45.

- Boston ! Je rêve aussi d'une qualification, mais c'est très difficile.

---

[15] https://www.sidy42k.com/2010---my-first-marathon--mon-premier-marathon.html

- Certes, mais ce n'est guère impossible !

Jim m'interpelle à mon arrivée dans l'immeuble de ma résidence, dont il est l'un des gardiens.

- Bienvenue au club ! lança-t-il avec un très large sourire.
- Merci, Jim !
- Sidy, vous ne le saviez sans doute pas, mais je cours des marathons depuis fort longtemps, au rythme de deux par an, dans l'objectif de célébrer un jour mon 100e marathon. J'en totalise déjà 73, précisa-t-il.
- 73 marathons, c'est extraordinaire ! Mais pourquoi seulement deux par an ?
- Les experts nous expliquent que le corps humain ne peut pas endurer plus de deux marathons en 12 mois.
- Vous êtes alors chanceux d'avoir commencé à courir des marathons depuis votre tendre jeunesse. Moi, je ne pourrai donc jamais atteindre la centaine.
- Quel âge avez-vous ?
- 55 ans. Pour arriver à 100 marathons, je devrais pouvoir courir deux marathons par an jusqu'à mes éventuels 105 ans !
- Dans ce cas, je suis vraiment désolé pour vous, vous me paraissiez beaucoup plus jeune.
- C'est la vie, Jim ! rétorquai-je.

Chapitre III : Le marathon est un bien commun de l'humanité

La popularité et l'influence du marathon de Boston ne sont pas suffisamment connues dans certaines parties du monde. Sa première édition remonte à 1897, soit un an après les premiers Jeux olympiques de l'ère moderne. La course a lieu chaque année à l'occasion de la fête des Patriotes, qui est célébrée le troisième lundi du mois d'avril. Les autres marathons ne virent le jour que plusieurs décennies plus tard : par exemple, les marathons de New York (1970), Berlin (1974), Paris (1976), Chicago (1977), Londres (1981) et Tokyo (2007).

Les épreuves de marathon furent interdites aux femmes pendant presque un siècle, et c'est au marathon de Boston que les pionnières avaient réussi, dans les années 1960, des pas décisifs dans leur combat pour mettre fin à cette discrimination injustifiée et innommable. Roberta Gibb fut la première femme à courir le marathon de Boston, en 1966. Après le rejet de sa demande d'inscription, elle décida d'y participer officieusement. Le jour de la course, elle se cacha dans un buisson afin d'échapper à la vigilance des organisateurs jusqu'au coup d'envoi. L'année suivante, Katherine Switzer fut inscrite par son coach au marathon de Boston sous le nom de K.V. Switzer. Lorsque les organisateurs de la course réalisèrent la présence de la fille, ils voulurent la sortir de force du parcours ou lui arracher le dossard, mais ils en furent empêchés par l'intervention de certains coureurs. La première participation des femmes au marathon olympique, qui met définitivement un terme à la ségrégation, ne remonte qu'à 1984, à Los Angeles.

Le prestige du marathon de Boston continue d'attirer toujours plus de Nord-Américains qui se lancent dans la course à pied dans l'espoir d'obtenir la qualification qui donne le droit de participer à la course la plus glorifiée sur la distance de 42,2 km. Il s'agit de réaliser sur un marathon un temps inférieur ou égal à une limite fixée en fonction du groupe d'âge et du sexe du coureur. Mais alors que, jusqu'en 2010, réussir son temps de qualification garantissait l'obtention d'un dossard, ce n'est plus le cas pour les moins rapides de leurs groupes respectifs. La compétition devient donc de plus en plus rude.

- Tu as effectué le voyage de Chicago jusqu'à Paris pour un marathon ! s'étonna un cousin.
- Oui, je suis venu uniquement dans le but de participer au marathon de la capitale française.

Nous éclatons de rire tous les deux, mais pour des raisons différentes. Il s'imagine que j'ai un peu perdu la tête et, moi, je prends subitement conscience que j'ai déjà rejoint un monde qui ne sera pas d'emblée compris par tous et que je dois en conséquence m'attendre à ce que l'on m'interpelle assez souvent. Ce qui ne me surprend guère, car, réflexion faite, j'aurais eu exactement le même genre de réaction que celle de mon cousin quelques mois auparavant.

Je prends le départ du marathon de Paris sur l'avenue des Champs-Élysées, le 10 avril 2011, dans l'objectif de franchir la ligne d'arrivée sous la barre de 3 h 40, soit avec une marge d'au moins 5 minutes sur mon temps de qualification pour le marathon de Boston, ce qui me garantirait l'obtention d'un dossard. J'effectue la première moitié du parcours en 1 h 44, sans trop de difficulté. J'aurais alors dû essayer de garder le même rythme, voire ralentir un peu et mieux gérer la suite. Mais — inexpérience oblige — je commets l'erreur d'accélérer. Mes quadriceps deviennent tellement raides et douloureux au bout d'une vingtaine de minutes que je me vois contraint de réduire considérablement la foulée et de laisser s'évaporer mes espoirs de qualification, terminant la course en 3 h 46. Je ne suis pas pour autant déçu de ma performance, car je viens d'améliorer mon record personnel de plus de 90 minutes[16].

De surcroît, le fait d'avoir raté ma qualification aura une heureuse incidence sur ma carrière de marathonien, car, si j'avais atteint mon objectif à Paris, je n'aurais participé à aucun autre marathon avant celui de Chicago afin de ne pas soumettre mon corps à plus de deux marathons dans l'année. L'extrême crédulité des humains est abordée, directement ou indirectement, dans plusieurs chapitres de cet ouvrage, le doute étant probablement la qualité qui fait le plus défaut à l'espèce que le naturaliste suédois, Carl von Linné, appela *homo sapiens* « homme savant ». Et en ce printemps 2011, je me trouve encore sous l'influence de la supercherie autour du marathon. C'est l'impératif d'obtenir ma qualification avant l'ouverture des inscriptions au marathon de Boston qui me conduit naturellement à me poser des questions et à ne plus rien prendre pour argent comptant.

D'abord pourquoi, en dépit des preuves anthropologiques et contemporaines du contraire, trop de gens se plaisent-ils à répéter à l'envi et partout « pas plus de deux marathons par an » ? Pourquoi exactement deux et non pas un, trois, quatre ou quarante marathons ? Comment l'*homo sapiens* aurait-il pu survivre de la cueillette de fruits saisonniers et de seulement deux chasses à l'épuisement dans l'année ?

« Un marathon au printemps et un autre à l'automne », nous répète-t-on, sans doute parce que l'hiver est trop froid et l'été trop chaud dans les deux continents qui abritent la plupart des marathoniens, c'est-à-dire l'Europe et l'Amérique du Nord. On veut bien faire l'effort de courir, mais de préférence pendant les beaux jours. Les statistiques du club des Marathon Globetrotters (cf. chapitre XIV) montrent en effet qu'au 1er juillet 2016, ses membres se répartissaient ainsi : Europe : 50 % ; Amérique du Nord : 35 % ; Amérique du Sud : 7 % ; Asie : 5 % ; Océanie : 2 % ; Afrique : à peine 1 %. Autrement dit, contrairement aux idées reçues, à quelques exceptions près, les Africains et d'une manière générale les habitants des pays tropicaux ne courent pas, ce qui les expose particulièrement, hélas, au fléau des maladies chroniques et aux conséquences désastreuses qui en résultent.

---

[16] https://www.sidy42k.com/1-marathon-de-paris-2011.html

Je me lance dans une deuxième tentative de qualification, à peine un mois plus tard, au marathon de Mississauga. J'effectue la première moitié du parcours en 1 h 42, et je parviens à tenir bon jusqu'au 37e kilomètre, puis je me retrouve soudainement dans l'incapacité absolue de courir. Je termine le marathon à la marche, en 3 h 55. Je me dirige aussitôt vers la tente de massage dans l'espoir d'obtenir un soulagement de la raideur et des douleurs musculaires. Je suis toutefois surpris de constater, à l'issue du massage, que je ne peux plus marcher et j'en fais part à la masseuse. Une séance de rattrapage me permet tout juste de repartir, très péniblement. J'en conclus, définitivement, que les massages après un marathon ne servent pratiquement à rien, mais beaucoup de gens sont encore convaincus du contraire, sans doute parce que « ça fait du bien » sur le moment[17].

Je participe ensuite, le 11 juin, à la première édition du marathon de Carmel, dans l'État de l'Indiana, et j'y obtiens finalement ma qualification pour le marathon de Boston, en terminant la course en 3 h 42. J'avais perdu quelques précieuses minutes, à cause d'un passage contraint dans les toilettes à la fin du premier semi. La plupart des marathoniens, y compris des célébrités, ont connu des troubles de transit intestinal sur les parcours. Une alimentation inappropriée et le manque d'expérience figurent parmi les causes les plus fréquentes, mais le facteur déclencheur du besoin impérieux est l'ischémie gastro-intestinale, c'est-à-dire la diminution du flux sanguin vers le tube digestif. Lors des courses d'endurance, le corps humain subit en effet une redistribution du débit sanguin en faveur des organes qui contribuent directement à l'effort, comme le cœur, les poumons, le diaphragme, les yeux, l'appareil locomoteur et bien sûr le cerveau[18].

Je compte réaliser un meilleur temps au marathon de Marquette, dans la péninsule supérieure de l'État du Michigan. Le nom de la charmante petite ville honore le missionnaire jésuite français Jacques Marquette qui fut un grand explorateur de la région. Nous nous y rendons en famille, le vendredi 2 septembre. La fête commence dans l'après-midi au retrait des dossards où nos trois garçons participent à la course pour les enfants. C'est dans un parc situé sur une presqu'île qu'ont lieu, le lendemain, le départ et l'arrivée du marathon. Les familles et les amis des coureurs y ont accès gracieusement à des boissons, des

[17] https://www.sidy42k.com/2-marathon-de-mississauga-canada-2011.html
[18] https://www.sidy42k.com/3-marathon-de-carmel-indiana-usa-2011.html

fruits et à d'autres aliments dans une ambiance très festive. Je termine le marathon à la deuxième place de ma catégorie, en 3 h 34. Et voilà donc qu'un coureur novice, sans aucun avantage particulier et, de surcroît, quelque peu pénalisé par sa grande taille, a réussi à effectuer 5 marathons en 11 mois. La rengaine de «pas plus de deux marathons par an» a vécu, victime de ma quête de qualification pour le marathon Boston[19].

Tandis que des dizaines de milliers de marathoniens font honnêtement preuve de courage et de persévérance pendant des mois ou des années pour obtenir cette qualification tant convoitée, d'autres préfèrent y parvenir par des moyens frauduleux. Les courses d'endurance — et notamment les plus en vogue d'entre elles — attirent en effet des individus qui se comportent comme de petits voleurs de poules en quête de gloire usurpée, au mépris des valeurs humaines et des efforts fournis par les autres coureurs. Pour pouvoir traquer et démasquer ces malfaiteurs, les organisateurs de courses utilisent des outils de plus en plus performants comme les puces électroniques, les photos, la vidéo et l'analyse des données.

L'Association athlétique de Boston (BAA) a mis en place le système, sans doute, le plus juste et équitable pour accéder à un marathon, car, que vous soyez homme ou femme, jeune ou d'un âge avancé, il exige de tous pratiquement le même niveau d'effort. Et mon exemple montre que l'obtention de la qualification pour le marathon de Boston demeure relativement facile, à condition de bien vouloir fournir l'effort nécessaire. Des tricheurs américains et étrangers, y compris des Français, continuent pourtant de privilégier leurs méthodes pour s'arroger des performances dont ils sont fort incapables, mais les organisateurs des courses ne sont désormais plus les seuls à leurs trousses. Le site internet américain Marathon Investigation a ainsi dévoilé des fraudeurs français qui pensaient avoir réussi leur coup avec la complicité des organisateurs d'un marathon dans le nord-ouest de la France[20].

---

[19] https://www.sidy42k.com/4-marathon-de-marquette-michigan-usa-2011.html
[20] https://www.marathoninvestigation.com/2016/04/false-boston-qualifying-times-at-the-2014-marathon-de-la-baie-du-mt-st-michel.html

J'effectue un mois plus tard le marathon de Chicago en 3 h 23, c'est-à-dire pratiquement 2 heures de mieux que mon résultat de 2010[21].

J'en serais resté là en 2011, mais je me sens investi d'une mission depuis le soir de mon premier marathon : persuader ma femme de se lancer dans la course à pied. Après un an d'effort sans succès, je joue une dernière carte : celle de Las Vegas, où nous envisageons de passer quelques jours. Je nous prépare donc un voyage qui coïncide avec le marathon de la ville, un événement d'autant plus séduisant qu'il sera désormais nocturne. Mon but est d'essayer de susciter l'intérêt de ma femme pour l'épreuve de semi-marathon.

- Chérie, c'est bon pour Las Vegas. J'ai acheté les billets d'avion et je nous ai réservé un appartement de deux chambres dans un hôtel situé tout près du départ du marathon et du semi-marathon. Ces courses auront lieu pendant notre séjour.

- N'essaie surtout pas de me faire croire à une coïncidence. Tu t'es déjà inscrit à l'épreuve du marathon, je présume !

- Euh, oui. Et je pensais que le semi-marathon pourrait t'intéresser. Son parcours se déroulera sous les néons des hôtels-casinos de Las Vegas Boulevard.

- Pourquoi pas ? répliqua-t-elle à ma grande surprise.

- Parfait, je t'inscris de suite.

Je n'en reviens pas. De peur qu'elle ne change d'avis, je procède à son inscription au semi-marathon avant de lui demander la raison de son acceptation de ma proposition.

- Ça y est, tu es inscrite au semi-marathon de Las Vegas ! Je suis à la fois très agréablement surpris de ta décision de te lancer dans la course à pied et curieux d'en connaître le facteur déclencheur.

- C'est l'ambiance festive du marathon de Marquette !

Elle commence à s'entraîner dès le lendemain, puis nous participons ensemble, le 12 novembre, à une course de 10 miles (16 km), dont le départ et l'arrivée ont lieu à Navy Pier. Trois semaines plus tard, le 4 décembre 2011, je prends, à 16 h, le départ du marathon de Las Vegas. Ma femme se lance dans le semi-marathon une centaine de minutes plus tard. Lorsque je l'appelle quelques minutes après la fin de ma course, elle m'annonce une surprise des plus réjouissantes.

---

[21] https://www.sidy42k.com/5-marathon-de-chicago-2011.html

- Je suis ravie de participer à cette course. J'ai du mal à croire que j'ai couru 16 km sans m'arrêter. J'alterne désormais la course et la marche. À tout à l'heure.

- Bravo ! Je suis fier de toi, je t'attends dans la zone d'arrivée[22].

Je n'ai aucun objectif particulier en ce début 2012, mis à part participer à quelques marathons qui me tiennent à cœur. Je commence, le 29 janvier, par le marathon de Miami que je termine en 3 h 37. Je me retrouve ensuite dans l'ascenseur de l'hôtel avec des coureurs américains qui n'arrêtent pas de me dévisager. Intrigué, je me scrute à mon tour pour essayer de trouver ce qui a bien pu attirer leur attention. C'est alors que l'un d'entre eux finit par m'interpeller[23].

- Avez-vous couru le marathon ? me demanda-t-il.

- Oui, vous aussi ?

- Non, je n'ai fait que le semi-marathon, mais j'en ai mis certainement plus de temps que vous !

- Désolé de vous décevoir, les amis ! répliquai-je.

- Mais pourquoi donc ?

- Parce que je ne suis pas la bonne personne pour vous signer des autographes !

Nous éclatons tous de rire, car nous nous sommes bien compris : ils m'ont pris pour un champion kényan ou éthiopien et je leur ai précisé que je n'en suis pas un.

Mon interlocuteur a utilisé la formulation, sans doute, la plus subtile pour m'aborder, puisque les questions que d'autres personnes me posent, partout et dans plusieurs langues, manquent souvent d'une telle imagination. Allez-vous gagner ? Quelle place visez-vous ? Quel est votre meilleur temps ? Amusantes au départ, ces questions ont fini par devenir quelque peu lassantes. Mais comment doit-on réagir face à des gens qui croient de bonne foi que certains humains disposent de prétendus gènes de vitesse ? Je me contente de sourire ou, lorsque les circonstances le permettent, j'essaie d'expliquer que, contrairement aux idées reçues, la densité de mélanine n'a absolument aucune incidence sur la performance des coureurs. La mission de ce pigment est abordée au chapitre XXII.

---

[22] https://www.sidy42k.com/6-marathon-de-las-vegas-2011.html
[23] https://www.sidy42k.com/1-marathon-de-miami-2012.html

Un événement inattendu a bouleversé, à partir des années 1980, la sociologie du marathon, une course pratiquée et dominée depuis 1896 par des élites qui en ont fait leur nouvelle chasse gardée, et sont prêtes à tout pour défendre leurs privilèges comme dans les sociétés féodales. Et puisque l'on était pendant longtemps exclusivement entre hommes blancs de la haute hiérarchie sociale, les plus rapides parmi eux méritaient bien une distinction spéciale. Ils devinrent donc « les élites » du royaume des marathons. Mais voilà que de jeunes garçons, suivis plus tard par leurs sœurs, descendent des montagnes d'Afrique de l'Est pour prendre la place de ces élites dans les marathons des grandes villes d'Europe, d'Amérique du Nord ou d'ailleurs. Ils se détachent de leurs poursuivants dès le coup d'envoi des marathons, à la vitesse d'environ 20 km/h. Après l'accession des femmes dans le royaume des marathons, maintenant ce sont des Africains qui le prennent d'assaut et réussissent à se hisser sur les plus hautes marches.

Cette dernière défaite semble plus terrifiante pour l'aristocratie marathonienne qui, gravement blessée dans sa fierté, dégaine aussitôt l'arme de la théorie des gènes de vitesse afin de justifier l'humiliation infligée par ces nouvelles élites, apparemment invincibles, venues d'Afrique. « Voyez-vous, nous ne nous battons pas à armes égales », insinue-t-on. Mais le plus surprenant est que quasiment tout le monde continue de défendre bec et ongles de telles absurdités. La suprématie africaine a ainsi donné lieu à toutes sortes de spéculations plus ou moins saugrenues, dont certaines prétendent même que des « études scientifiques », menées dans la vallée du Grand Rift, au Kenya, auraient apporté la démonstration de l'avantage génétique. Autrement dit, si le Blanc devient champion de ski, c'est de la belle performance ; mais si le Noir parvient à battre les Blancs sur le marathon, c'est parce qu'il dispose de gènes de vitesse.

Comme les interdictions brutales finissent inéluctablement par tomber, des hommes qui se prennent pour des êtres extraordinaires ont réussi à créer une fallacieuse légende d'héroïsme et de performance autour du marathon afin que ce dernier demeure à jamais au service de leur vanité. Ils ont donc eu recours à d'autres armes, plus subtiles et autrement plus efficaces, à savoir la peur (cf. chapitre IX) et la propagande, dans le but de tenir à l'écart ceux ou celles qui voudraient se lancer sur la distance de 42,2 km.

La clef de la domination des Kényans et des Éthiopiens repose sur leur forte motivation. Lorsque des organisateurs de marathons ont commencé à distribuer du « blé » aux coureurs les plus rapides, ils ont attiré ceux qui y ont trouvé une belle occasion de participer dans le but de remporter les primes qui serviront à soutenir leurs familles. Certains Africains acquièrent donc très tôt la motivation nécessaire pour rejoindre potentiellement les rangs des élites des marathons et jouer le rôle de modèles de réussite auprès de leurs jeunes frères et sœurs, dans une sorte de cercle vertueux. Plusieurs villages de la vallée du Grand Rift disposent ainsi d'un ou de plusieurs athlètes qui gagnent des marathons à l'étranger.

Plutôt que de chercher des excuses à nos insuffisances mal assumées ou à nos vanités humiliées, nous devrions remercier les Africains pour leur contribution à la popularité des marathons, sans laquelle nous serions beaucoup moins nombreux sur les parcours de 42,2 km ou plus. Autrement dit, c'est en partie grâce aux Africains que les courses à pied sur de longues distances ont pu emprunter la voie de la démocratisation. La révolution est désormais en marche, et rien ni personne ne pourront l'arrêter, car le marathon est un bien commun de l'humanité. N'oublions pas de surcroît que notre espèce a vu le jour en Afrique et que nous venons tous de ce continent. Les exodes les plus anciens des individus de l'*homo sapiens* vers les autres parties du monde remontent à environ 100 000 ans. Ils commencèrent à arriver en Europe il y a seulement 45 000 ans et mirent 15 000 à 20 000 ans pour peupler l'ensemble du continent.

L'environnement familial et communautaire, la situation socio-économique et le lieu de résidence d'une fille ou d'un garçon figurent parmi les facteurs qui détermineront son avenir sur tous les plans. Si l'on demande à un enfant de la vallée du Grand Rift, ce qu'il voudrait devenir quand il sera grand, il y a de fortes chances qu'il réponde : « champion de marathon ». La même question adressée à un enfant français, américain, guinéen ou sénégalais susciterait d'autres réponses. Et si, plus tard, ce dernier ambitionne d'accéder au podium des marathons, il aura du mal à y arriver.

De même, un nouveau-né kényan, adopté par une famille danoise vivant à Copenhague, parlerait danois et courrait peut-être le risque de souffrir des maladies chroniques inhérentes au mode de vie européen.

Inversement, un bébé français ou allemand qui serait placé auprès d'une famille d'éleveurs de la vallée du Grand Rift, maîtriserait parfaitement leur langue et acquerrait sans doute la motivation nécessaire pour se lancer dans les marathons afin de soutenir matériellement sa famille d'accueil.

La démocratisation irréversible du marathon a déchaîné une quête frénétique de nouvelles chasses gardées, associée à la création de clubs plus ou moins exclusifs. Les critères d'admission sont pour la plupart quantitatifs ou géographiques : avoir effectué au moins 100 marathons, en atteindre un certain nombre sur une période donnée, courir des marathons ou des ultramarathons sur les 7 continents, dans beaucoup de pays, dans les 50 États américains ou les 10 provinces du Canada, etc. Mais, si ces machines à «likes» sont incontestablement bien méritées par tous les athlètes qui respectent les règles du jeu et les règlements des marathons, elles confirment surtout la normalité des courses à pied sur de longues distances.

Et force est de constater que même courir sur les 7 continents relève désormais de la banalité depuis que le nombre d'organisateurs de marathons en Antarctique est passé à trois, ce qui a cassé le monopole et l'exclusivité, et a d'ailleurs donné lieu à des controverses entre eux. Et d'autres agences de voyages vont sans doute les rejoindre, compte tenu de la croissance de la demande qui accompagne le processus de la popularisation des courses sur le continent blanc. Une nouvelle tendance pour continuer à se distinguer consiste alors à effectuer 7 marathons en 7 jours sur les 7 continents, en déboursant de très fortes sommes.

Si l'*homo sapiens* parvient à survivre encore longtemps, des gens très fortunés se targueront peut-être un jour d'avoir effectué leur jogging dans l'espace extra-terrestre. Et de là-haut, ils lanceront un message de grande fierté : «Voyons si ceux qui braconnent dans nos chasses gardées sur Terre disposent de moyens pour venir ici !».

Nos ancêtres couraient plus fréquemment et d'une manière autrement plus efficace dans leur proche environnement, et ils n'en fanfaronnaient sans doute pas, parce qu'ils savaient qu'ils pratiquaient une activité normale et indispensable à la survie de l'espèce. Nous, les piètres coureurs de longues distances dans l'histoire de l'humanité, nous devrions donc retrouver le chemin de l'humilité plutôt que de prétendre battre des records, ou de pousser les limites de notre corps, ce qui s'avère fort ridicule, car ces dernières revêtent un caractère naturel et absolu. On peut essayer d'atteindre ses limites, mais on ne peut pas les modifier. Nous ne pourrons jamais sprinter comme un guépard, concurrencer un chat en saut en hauteur ou voler comme un oiseau.

Chapitre IV : Si vous faites un pas, je dois en faire deux

Le coureur qui établit en septembre 2018, au marathon de Berlin, un nouveau record du monde sur la distance de 42,2 km (2 heures, 1 minute et 39 secondes) avait 33 ans avec une taille de 1, 67 m, soit 25 cm de moins que moi[24].

Des gens que je rencontre pour la première fois s'attendent pourtant, pratiquement tous, à ce que je gagne de grands marathons, à plus de 60 ans, alors que c'est évidemment impossible pour un humain de mon âge et de ma taille. Si je parviens à convaincre mes interlocuteurs, que je ne dispose pas de gènes de vitesse, ils jettent le regard sur la moitié inférieure de mon corps pour attirer mon attention sur ce qui leur apparaît comme un avantage indiscutable. En effet, toutes les conversations que je continue d'avoir sur le sujet se ressemblent.

- Vous avez de longues jambes ! Si vous faites un pas, moi, je dois en faire deux ! me dit-on.

- Mais cela signifie aussi que pendant que j'effectue mon pas, vous pouvez en faire deux !

- Je ne vous comprends pas !

- C'est parce que vous ne prenez pas en compte, entre autres, le facteur temps. Pourquoi donc une voiture de course est-elle beaucoup

---

24 https://fr.wikipedia.org/wiki/Eliud_Kipchoge

plus rapide qu'un tracteur, malgré les avantages des grandes roues de ce dernier ?

Les longues jambes se révèlent indéniablement très utiles pour le basketball ou dans certaines circonstances, par exemple pour attraper des articles sur les étagères supérieures des rayons des supermarchés, mais elles ne confèrent aucun avantage dans les courses d'endurance. Le déplacement d'un pied, d'un point à un autre, demande en effet du temps, et ce dernier est proportionnel à la distance à effectuer. Autrement dit, l'ampliation de la foulée réduit la cadence. Lorsqu'un parent et son enfant marchent ensemble, les longueurs de leurs pas diffèrent, mais leurs pieds avancent pratiquement à la même vitesse.

L'avantage supposé des longues jambes est de ce fait pratiquement nul alors que les inconvénients sont, quant à eux, multiples et bien réels. D'abord, du fait de l'éloignement du centre de gravité de leur corps, par rapport au sol, les marathoniens de grande taille ont beaucoup plus de mal à maintenir l'équilibre. Or, un bon équilibre pendant la course permet d'optimiser l'effort et de prévenir ou réduire les risques de blessures. En second lieu, lorsqu'une personne de grande taille et une autre de moindre taille sont du même indice de masse corporelle, leur différence pondérale peut s'élever à plus de 20 kg, ce qui augmente d'autant la force de l'impact de chaque foulée sur les articulations, les tendons et les pieds des marathoniens de grande taille.

Ensuite, étant donné que l'augmentation pondérale est plus importante que celle de la surface du corps, les personnes de grande taille ont plus de mal à réguler leur température. Autrement dit, la hausse de leurs capacités de transpiration ne suffit pas à compenser celle de la production de chaleur pendant l'effort. Enfin, comme si tout cela ne suffisait pas, l'augmentation de la surface du corps a un impact négatif sur l'aérodynamisme du coureur de grande taille. Les personnes de moindre taille ont donc la possibilité de prouver leur supériorité dans les courses d'endurance, en se hissant, le cas échéant, sur les plus hautes marches du podium du classement général ou de leur groupe d'âge.

« Mais vous avez quand même de la chance, puisque vous êtes mince », rétorquent certaines personnes qui ont visiblement du mal à accepter l'évidence. Je leur réponds que l'on ne choisit pas sa taille, mais que chacun de nous est responsable de son indice de masse corporelle et qu'il existe un moyen naturellement efficace et gratuit de maîtriser l'évolution de son poids (cf. chapitre XVIII).

Chapitre V : Le marathon de marathons

Je participe le 4 mars 2012 au marathon de La Nouvelle-Orléans, puis 15 jours plus tard au marathon de Los Angeles. Le 14 avril, je suis surpris à l'aéroport de Chicago O'Hare par l'ambiance qui règne dans la salle d'embarquement de mon vol à destination de Boston. Tout le monde se parle très jovialement comme lorsque de bons amis de longue date se retrouvent subitement quelque part par le fait du hasard. Les conversations tournent autour du marathon de Boston, et la plupart des passagers portent fièrement des vestes ou des t-shirts de la course.

- Vas-tu également à Boston pour le marathon ? me demanda une fille pour m'extraire de ma solitude.

- Oui. Et, apparemment, je suis le seul dans cette salle à n'avoir pas encore couru ce marathon.

- Moi, c'est la 8e fois consécutive que je vais y participer, annonça-t-elle.

- Félicitations, c'est impressionnant !

- Ah, c'est donc ton premier marathon de Boston ! s'exclama une autre marathonienne. Je t'offre ce précieux document de référence. Moi, je n'en ai plus besoin. Il t'aidera à réussir ta course.

Je dispose d'une version plus récente du texte, mais j'accepte le cadeau et je remercie la fille pour son geste solidaire, digne de l'esprit du marathon de Boston. Un sujet nous tient toutefois en haleine et nous inquiète tellement que nous évitons tous de l'évoquer avant d'en connaître le dénouement : les températures caniculaires prévues pour le jour de la course pourraient entraîner l'annulation de la 116e édition du marathon, ce qui constituerait une première depuis 1897. Au moment où nous embarquons dans l'avion, la direction de la course n'a toujours pas annoncé sa décision sur ce qui attend les plus de 20 000 marathoniens qui convergent vers la métropole du Massachusetts. L'usage des téléphones portables étant interdit durant le vol, l'impatience et l'angoisse prédominent à bord, jusqu'à l'atterrissage à l'aéroport de Boston Logan. « Le marathon est maintenu ! » s'extasia une fille qui a reçu la nouvelle sur son téléphone portable. Nous nous ruons autour d'elle pour écouter la suite du message qu'elle nous lit à haute voix : « La direction de la course offre à tous ceux qui ne souhaitent pas ou ne peuvent pas affronter la chaleur, la possibilité de reporter leur participation à l'une des 3 prochaines éditions… ».

- Moi, je vais courir ! annonçai-je.
- Moi aussi ! répliquèrent d'autres athlètes.

Nous figurons pourtant parmi les personnes les plus vulnérables au choc thermique, puisque nous venons de Chicago et d'autres localités du Midwest, où les températures sont encore hivernales. Mais comment pourrions-nous baisser les bras si près du but alors que nous avons fourni tant d'efforts pour obtenir la qualification et que nous sommes déjà à Boston ? Quelque 4 300 inscrits optent pour le report de leur participation. Pour nous autres qui avons choisi de défier la canicule, la direction de la course nous invite à privilégier l'expérience, à ralentir et à accorder beaucoup d'attention à notre hydratation. Le parcours du marathon de Boston rappelle celui de la légende de Philippidès. Les athlètes partent de la localité de Hopkimpton et prennent la direction de la ligne d'arrivée, située dans le centre de Boston.

Le lundi 16 avril 2012, le thermomètre qui affiche déjà plus de 27 °C (81 °F) dès 10 h du matin, à Hopkimpton, frôlera les 32 °C (89 °F). Je prends le départ dans la 2e vague, vers 10 h 23. J'opte d'emblée pour une allure modérée afin de terminer la course, dans la mesure du possible, sain et sauf, car je dois participer au marathon de Nashville dans une douzaine de jours.

La littérature sur les difficultés du marathon de Boston est abondante. Les auteurs fondent leurs récits, entre autres, sur les impitoyables collines de Newton, dont la dernière porte d'ailleurs un nom évocateur : « colline brise-cœur ». Je choisis de ne pas y penser. Je cours donc sans prêter attention ni à ma montre GPS ni aux panneaux qui indiquent les miles effectués. Mais lorsque j'entends de loin des bruits faciles à identifier, je réalise que je suis déjà presque à mi-chemin. Ce sont en effet les puissants cris des étudiantes de Wesley College. Ces fans hors du commun forment un cordon de plusieurs centaines de mètres sur le côté droit du parcours. Elles arborent des messages qui commencent par « Embrasse-moi » ; et chaque fille y ajoute une formule originale afin de mieux séduire les coureurs qui sont nombreux à ne pas pouvoir y résister. Les bruits s'estompent ensuite progressivement, au fur et à mesure que l'on s'en éloigne.

Le retour au calme me rappelle soudainement que je m'approche des collines de Newton, mais je poursuis ma course comme si de rien n'était. Lorsque je vois plus tard le panneau qui annonce le 21e mile, après le sommet d'une colline, je réalise que je viens de franchir la colline brise-cœur, sans m'en apercevoir. J'en suis quelque peu surpris au regard de tout ce que j'avais lu et entendu sur cette fameuse colline. Et, étant donné que je me sens encore en pleine forme, j'accélère sur les huit derniers kilomètres, ce qui me permet d'atteindre la ligne d'arrivée en moins de 4 h sans encombre. Près d'un millier de participants, y compris le vainqueur de l'épreuve en 2011 (Geoffrey Mutai), sont contraints d'abandonner, à cause de la forte chaleur. Des images qui montrent les souffrances de nombreux coureurs marqueront à jamais la 116e édition du marathon de Boston[25].

Le désir de participer au marathon de Boston a nourri ma motivation et mon inspiration depuis le soir du 10 octobre 2010. Je ressens maintenant comme un grand vide. Je me rends compte que je n'avais pas imaginé l'après-Boston. J'ai impérativement besoin d'un nouveau défi et c'est durant le vol de retour à Chicago que je le conçois. Après 6 marathons relativement faciles en 2011, pourquoi ne tenterais-je pas le double en 2012 ?

J'avais initialement prévu de courir 7 marathons dans l'année, à savoir les marathons de Nashville, Berlin et New York, en plus de ceux que j'ai déjà effectués. J'y ajoute les marathons de Madison, Seattle, San Francisco, Helsinki et Lisbonne. Je participe, le 28 avril, au marathon du temple de la musique country que je termine à la 3e place de mon groupe d'âge, en 3 h 37. Beaucoup de gens, étonnés de voir que je porte

---

25 https://www.sidy42k.com/4-marathon-de-boston-2012.html

le t-shirt du marathon de Boston 2012, me demandent si j'ai vraiment couru ce marathon[26].

Je pars ensuite, le 26 mai, avec ma femme et nos enfants pour visiter le Wisconsin, à l'occasion du marathon de Madison, auquel j'ai prévu de participer le lendemain. Mais les organisateurs annulent le marathon à la dernière minute, en raison de la chaleur alors que la température n'est que de 23 °C. Ils nous proposent de courir le semi-marathon, que je termine sans effort particulier en 1 h 39. Leur décision me déçoit profondément et compromet par ailleurs mon objectif de 12 marathons dans l'année[27].

Après avoir participé sans aucune difficulté aux marathons de Seattle, San Francisco et Helsinki, je prends, le 30 septembre 2012, le départ du marathon de Berlin. J'effectue la première moitié du parcours en 1 heure 37 minutes et 8 secondes, puis la deuxième en 1 heure 37 minutes et 5 secondes, soit un temps total de 3 heures 14 minutes et 13 secondes. Je ne le sais pas encore, mais ce nouveau record personnel, établi à 57 ans et demi, s'avérera sans doute définitif[28].

Quelques jours avant le marathon de New York 2012, l'ouragan Sandy frappe l'est des États-Unis. Certains districts de New York sont partiellement dévastés et le sud de Manhattan est inondé, occasionnant des coupures d'électricité, ainsi que la fermeture de plusieurs stations du métro. Tous les vols à destination de la ville sont suspendus. L'incertitude sur ma participation au marathon finit cependant par céder la place à l'optimisme. Le trafic aérien reprend en effet juste à temps et les autorités confirment le maintien de la course. C'est donc en toute confiance que j'arrive comme prévu, le jeudi 1er novembre, à New York, où un passager étranger m'aborde dans la zone de livraison des bagages à l'aéroport La Guardia.

- Êtes-vous aussi venu pour le marathon ? me demanda-t-il.

- Oui ! confirmai-je, en pensant que sa question vise seulement à nouer la conversation.

- Je suis désolé de vous informer que le maire a annoncé l'annulation de la course, ajouta-t-il.

---

[26] https://www.sidy42k.com/5-marathon-de-nashville-2012.html
[27] https://www.sidy42k.com/7-half-marathons-in-the-us.html
[28] https://www.sidy42k.com/9-marathon-de-berlin-2012.html

- C'est bien dommage, mais, comme c'est mon premier voyage à New York, je disposerai alors de plus de temps pour visiter la ville.

- Je reviendrai l'année prochaine, promit-il.

- Moi aussi ! rétorquai-je.

J'apprends le samedi soir d'une conversation dans le métro que des coureurs vont se retrouver le lendemain, à 9 h, pour participer à un marathon non officiel. J'arrive au départ de la course avec une petite bouteille d'eau et de l'argent pour acheter de quoi grignoter pendant l'épreuve. Mais tout semble étonnamment bien organisé et l'on nous distribue même des dossards autocollants. Le parcours, en forme de boucle à l'intérieur de Central Park, est fermé à la circulation. Nous avons donc l'unique privilège de courir tranquillement 42,2 km dans le sillage des premières éditions du marathon de New York qui eurent lieu sur le même parcours au début des années 1970. Et beaucoup de New-Yorkais sont venus non seulement pour nous encourager, mais également pour nous offrir de l'eau et toutes sortes d'aliments. Chaque coureur fixe soi-même le nombre de tours qu'il souhaite effectuer. Au bout de mon 4e tour, ma montre GPS affiche 39 km que je complète par un aller-retour sur une distance de 1 600 mètres pour arriver à 42,2 km.

Je suis ravi de mon séjour et de ma course à New York, mais l'annulation du marathon officiel, qui intervient après celle du marathon de Madison, semble sonner le glas de mon objectif d'en effectuer 12 dans l'année, car, à ce stade, je ne crois pas du tout à la possibilité de courir encore 3 marathons avant le 31 décembre. Je décide toutefois d'essayer. Je m'inscris d'abord au marathon de La Rochelle, auquel je participe le 25 novembre[29].

Je me présente ensuite, le 9 décembre, au départ du marathon de Lisbonne.

- Je vais courir aujourd'hui mon 29e marathon de l'année ! annonça un Français.

- C'est impressionnant ! répliquai-je.

- Et je courrai la semaine prochaine mon 30e marathon, ajouta-t-il. Je battrai le record de France de nombre de marathons effectués en un an, car mon concurrent s'est arrêté à 28 marathons.

---

[29] https://www.sidy42k.com/10-marathon-de-la-rochelle-2012.html

- Je vous verrai donc peut-être au marathon de Pise, dimanche prochain, rétorquai-je.

- Oui, mais comment le savez-vous ?

- J'ai juste deviné, car je voudrais bien y courir mon 12e marathon de l'année, mais je ne suis pas sûr de pouvoir effectuer deux marathons à une semaine d'intervalle.

Je termine le marathon de Lisbonne finalement sans aucune difficulté, en 3 h 39[30]. Ainsi rassuré, je m'inscris au marathon de Pise, que je cours tranquillement, le 16 décembre, en 3 h 37[31].

Je suis d'abord étonné de la facilité avec laquelle j'ai réussi à atteindre mon objectif, mais, à la réflexion, je réalise définitivement que, même si nous n'avons plus besoin de courir à la recherche de nourriture, nous en avons les capacités, héritées de nos ancêtres. Galvanisé par cette subite illumination, je me fixe un objectif de 42 marathons en 2013, soit un pour chaque kilomètre de la distance de l'épreuve. Je suis conscient que c'est peut-être un peu trop ambitieux pour quelqu'un qui n'a effectué jusque-là que 19 marathons, car le seul fait d'en avoir hérité les capacités ne suffit pas pour devenir, du jour au lendemain, un bon chasseur à l'épuisement. La raison voudrait donc que je coure encore pendant un an ou deux avant de me lancer dans mon projet. Mais je n'en ai pas la moindre patience, tant le plaisir de persévérer dans le sillage des anciens humains se révèle irrésistible.

« Dix, neuf, huit, sept, six, cinq, quatre, trois, deux, un. Partez ! » La fin du compte à rebours en allemand dans un gymnase de la banlieue de Zurich salue l'arrivée de la nouvelle année 2013, et annonce le départ du marathon du Nouvel An et le lancement de mon marathon de marathons.

Des coliques intermittentes m'obligent à m'arrêter plus d'une dizaine de fois pour attendre que la douleur spasmodique s'estompe. Comme nous ne disposons que de 5 heures pour terminer la course, je dois foncer au maximum de mes capacités entre les crises, qui plus est, pratiquement dans l'obscurité, car ma lampe frontale n'éclaire presque rien. Le parcours est en effet une boucle sur une piste piétonne, non éclairée, qui longe les rives du fleuve Limmat, que les marathoniens doivent effectuer 7 fois, en plus d'un détour de 195 mètres afin d'arriver

---

[30] https://www.sidy42k.com/11-marathon-de-lisbonne-2012.html
[31] https://www.sidy42k.com/12-marathon-de-pise-2012.html

à la distance totale de 42,2 km. Le comptage des tours se fait à chaque passage dans le gymnase par la lecture des puces électroniques.

Je profite au début des lampes de la foule plus compacte, grâce à la présence de nombreux coureurs de l'épreuve de 12 km. Par chance, le clair de lune me permet ensuite au moins de continuer à suivre la piste, mais sans pouvoir distinguer les irrégularités du sol. Je réussis à terminer la course en 4 h 47 sous la pression de mon cerveau reptilien, mais également du fait que, malgré la difficulté des circonstances, je devais à tout prix éviter un échec dès le premier de mes 42 marathons de l'année[32].

J'arrive le vendredi 18 janvier 2013 à Las Palmas de la grande Canarie pour participer deux jours plus tard au marathon de l'île. Le lendemain, je retire mon dossard, puis je consacre tout le reste de la journée à une visite à pied de la ville. J'aurais dû éviter de trop fatiguer mes jambes à la veille de la course, mais je ne voulais pas laisser passer l'occasion d'explorer cette cité. Quand on va courir dans une destination que l'on souhaite également bien découvrir et que l'on ne dispose pas d'assez de temps, trouver le juste équilibre entre le volet touristique et le côté « sportif » du voyage constitue souvent un vrai défi.

Le parcours du marathon est une boucle de 21,1 km que nous devons effectuer deux fois. Je ressens la fatigue des jambes dès le départ de la course. Je commence donc par une allure de 6 minutes au kilomètre, ce qui correspond à un temps total de près de 4 h 15, et j'accélère légèrement plus tard. Lors de mon second passage le long d'une grande plage, à environ 7 km de l'arrivée, j'envisage de marcher, mais une spectatrice m'interpelle, en espagnol, comme si elle venait de lire dans ma pensée : « Allez, bel homme ! » lança-t-elle. Je lui souris en guise de remerciement et pour lui signifier que j'ai bien compris que je dois continuer à courir. J'accepte de maintenir l'effort jusqu'au prochain virage, avec l'intention de marcher dès que la dame ne pourra plus m'apercevoir, mais je réalise que, finalement, elle m'a rappelé au bon moment que j'ai effectué le voyage d'abord pour courir 42,2 km, pas pour jouer au promeneur pendant le marathon. Et je retrouve aussitôt l'énergie nécessaire pour accélérer et franchir la ligne d'arrivée en 3 h 52[33].

---

[32] https://www.sidy42k.com/1-marathon-du-nouvel-an-zurich-2013.html
[33] https://www.sidy42k.com/2-marathon-de-gran-canaria-iles-canaries-2013.html

Je me sens cette fois au mieux de ma forme lorsque nous prenons le départ du marathon de Marrakech, le 27 janvier 2013, sous un épais brouillard. Je profite de la fraicheur matinale pour essayer de rééditer ma performance au marathon de Berlin. J'effectue la première moitié du parcours en 1 h 37, mais la montée des températures m'oblige ensuite à ralentir progressivement. Je réussis à terminer le marathon en 3 h 22, ce qui restera sans doute mon deuxième meilleur temps sur la distance de 42,2 km[34].

Je ne reçois toutefois aucune médaille et je m'aperçois que je dois mener un autre combat, si je tiens à en obtenir une. Plusieurs coureurs et d'autres personnes se bousculent en effet pour s'approcher d'un homme, protégé de la foule par des barrières, qui remet par intermittence une médaille à une des mains qui lui sont tendues. Je renonce dans un premier temps à la bataille, puis j'entre à mon tour dans la cohue et je tends en vain ma main droite pendant plusieurs minutes. Je commence alors à répéter inlassablement la phrase suivante : « Monsieur, je viens de France, j'ai couru le marathon, je voudrais rentrer à la maison avec la médaille ! » Fatigué de m'entendre, l'homme finit par me filer la récompense de la course. Un chasseur ne se laisse pas facilement priver de sa proie !

Le 14 février 2013 est un jeudi, mais les prétendants du marathon de la Saint-Valentin doivent patienter jusqu'au dimanche 17. Le quartier général de la course se situe à Terni, la ville italienne du patron des amoureux, où j'arrive la veille de l'épreuve, vers 18 h 30, à bord d'un train en provenance de Rome. Je m'inquiète un peu, car le lieu de retrait des dossards se trouve loin de la gare et il fermera ses portes à 20 h. Je rencontre heureusement un couple d'Italiens, Pupetta Greco et Paolo Panunzi, qui s'y rendent également et qui connaissent le chemin.

Nous prenons le lendemain matin, à Ferentillo, le départ du marathon dédié aux amoureux. Je décide de profiter du parcours, entièrement en descente sur sa première moitié, pour tenter de réaliser un bon temps. Et je viens de commettre une erreur lourde de conséquences alors que je ne suis qu'à mon quatrième marathon de l'année. Je commence en effet à sentir de fortes douleurs aux deux pieds dès le 22e kilomètre, puis au genou gauche avec le retour de la tendinite. J'aurais dû arrêter aussitôt de courir afin d'éviter d'aggraver les

---

[34] https://www.sidy42k.com/3-marathon-de-marrakech-2013.html

blessures, mais je continue sur environ 15 km avant que les douleurs insupportables ne me ramènent à la raison. Je franchis la ligne d'arrivée à la marche en 3 h 51[35].

La tendinite du genou ou du tenseur du fascia lata — également connue sous les noms de syndrome de la bandelette ilio-tibiale ou de l'essuie-glace — est une affection fréquente chez les marathoniens. Le tenseur du fascia lata est un muscle de la face externe de la cuisse, qui s'insère à l'extrémité supérieure du tibia par un tendon en forme de bandelette. Le frottement répété du tendon sur une protubérance osseuse de l'extrémité inférieure du fémur, le condyle externe, déclenche un processus inflammatoire. La course en montée ou en descente et les chaussures (cf. chapitre XIX) — surtout lorsqu'elles deviennent vétustes — figurent parmi les facteurs à l'origine de la pathologie.

- Maintiens-tu ta participation au marathon de Séville de dimanche prochain ? me demanda ma femme à mon retour chez nous.

- Si j'arrive à marcher presque normalement au plus tard jeudi soir, je prendrai l'avion le samedi matin. Dans le cas contraire, je dirai adieu à ce marathon.

Je me lance dans le marathon de Séville, le 24 février. J'aurais bien voulu ménager mon genou et mes pieds, mais je ne peux pas traîner, car je dois arriver à temps à l'aéroport pour mon vol de retour à Paris, qui décolle dans l'après-midi. Je termine la course en 3 h 57[36].

La particularité du marathon de Trévise, auquel je participe la semaine suivante, réside sur le fait que les coureurs partent de 3 villes différentes, le choix s'effectuant, au moment de l'inscription, entre Vittorio Veneto, Ponte di Piave et Vidor. Les coureurs convergent à mi-chemin sur un rond-point et prennent la direction de la ligne d'arrivée, située à Trévise. La tendinite se réveille cette fois dès le 15e kilomètre et je décide aussitôt de ralentir. Je termine la course en 4 h 24[37].

Le marathon de Bienwald se déroule dans la forêt allemande du même nom, près de la frontière française. Nous prenons le départ de la course, le 10 mars, dans la petite ville de Kandel. Convaincu de la

[35] https://www.sidy42k.com/4-marathon-de-la-saint-valentin-terni-italie-2013.html
[36] https://www.sidy42k.com/5-marathon-de-seacuteville-2013.html
[37] https://www.sidy42k.com/6-marathon-de-treacutevise-italie-2013.html

guérison définitive de mon genou, je me lance sur une allure de 5 minutes au kilomètre, mais je réalise en moins d'une demi-heure que je viens de nouveau de commettre une erreur qui confirme mon ignorance, à ce stade, de la stratégie de course à pied avec une tendinite. Je ressens en effet subitement une forte douleur qui m'oblige à réduire considérablement mes foulées alors que je dois parcourir encore 37 km et que nous ne disposons que de 5 heures pour terminer le marathon.

Je me sens pour la première fois sous la menace de l'effroyable véhicule-balai lors d'un marathon et, étant donné que le parcours comporte deux longs allers-retours, chaque participant voit forcément, au moins une fois, le véhicule noir qui, tel un vautour aux aguets de sa proie agonisante, emboîte sinistrement les pas des derniers coureurs. Lorsque je le croise la première fois, je constate que mon avance n'est que de 3 km. Je décide donc d'accélérer un peu, malgré la douleur au genou. Et à notre deuxième rencontre, à environ 13 km de l'arrivée, je suis soulagé de noter que j'ai réussi à creuser l'écart d'un kilomètre. Je franchis la ligne d'arrivée, située à l'intérieur du stade de Kandel, en 4 h 23. Une volontaire me passe une médaille autour du cou et je reçois mon diplôme du marathon quelques minutes plus tard, imprimé en couleur sur du papier photo[38].

Lorsque je reçois le lendemain un courrier électronique dont l'objet m'apprend, en italien, que « le marathon est confirmé », j'en déduis, avant même de prendre connaissance du contenu, que l'annulation du marathon de Rome avait donc été envisagée en raison de l'actualité au Vatican, à savoir la démission du pape Benoit XVI et le processus d'élection de son successeur. La confirmation ne concerne toutefois que le maintien de la date, car le message précise que l'heure du départ du marathon et son parcours — qui passe en temps normal devant le Saint-Siège — dépendront de la date de désignation du nouveau souverain pontife et de celle de sa messe inaugurale.

Comme le voyage coïncide avec les vacances scolaires, nous avions programmé un séjour en famille dans la capitale italienne et le retour en France le dimanche 17 mars, après le marathon, puisque les cours reprendront le lendemain matin. Nous sommes naturellement ravis de vivre deux événements majeurs lors de notre première visite à Rome, même si j'ai dû réserver une nuit d'hôtel supplémentaire et m'acheter

---

[38] https://www.sidy42k.com/7-marathon-de-bienwald-allemagne-2013.html

un second billet d'avion pour revenir le lundi en France, car, si le report de l'heure de départ de la course se confirme, je ne pourrai pas attraper le vol de retour initialement prévu.

Au moment où nous embarquons, le jeudi 14 mars, à bord d'un vol à destination de Rome, le Vatican avait déjà désigné le nouvel évêque de Rome, que certains avaient cru bon un peu trop rapidement d'appeler le pape François 1er. Nous visitons le lendemain matin le Vatican, qui est en pleine effervescence. La place Saint-Pierre grouille de fidèles et de touristes en provenance des quatre coins du monde. S'y trouvent également de nombreux professionnels des médias et leurs équipements de transmission. Nous nous rendons ensuite au retrait des dossards où des produits qui célèbrent le nouveau pape sont étonnamment déjà disponibles. J'y acquiers pour 15 euros un t-shirt sur lequel figurent une effigie du pape et la mention : « HABEMUS PAPAM — Roma MMXIII — Francesco I ».

Comme le 16 mars est un jour spécial pour ma femme, je voulais lui réserver une petite surprise à Rome. C'est d'ailleurs l'une des raisons pour lesquelles j'avais proposé que nous nous y rendions en famille. Nous allons le soir dans un restaurant situé en retrait des zones touristiques. Dès que nous nous y installons, deux musiciens se dirigent à notre table avec leurs guitares et s'adressent à ma femme.

- Madame, que voudriez-vous que l'on vous chante, des chansons romantiques italiennes ou françaises ?

- Italiennes ! répondit ma femme.

Après quelques chansons, les musiciens lui promettent de revenir et passent à une autre table. En sus de l'agréable ambiance, le restaurant propose des plats excellents à des prix raisonnables. À la fin du plat principal, un serveur nous propose pour dessert la surprise du chef. Quelques instants, plus tard, le serveur et les deux musiciens arrivent à notre table avec un beau gâteau d'anniversaire. Le personnel et les clients du restaurant accompagnent les musiciens pour chanter en italien, en anglais ou en français : « Joyeux anniversaire… ». Ma femme souffle les bougies et les musiciens continuent de chanter jusqu'à la fin du dessert.

Lorsque je prends le lendemain le départ du marathon, près du Colisée, je pense à la tendinite qui ne tardera pas à revenir, en particulier à cause des pavés, mais une petite surprise m'attend. En effet, à peine ai-je effectué quelques centaines de mètres qu'une dame lance d'une voix mélodieuse : HABEMUS PAPAM ! Et d'autres spectateurs répètent aussitôt la même chose. Je réalise qu'ils s'adressent à moi, car je porte le t-shirt acheté au retrait des dossards. Et ça continue sur tout le parcours, ce qui me donne parfois l'impression d'assister à une chorale improvisée, chantée par des enfants et des adultes avec la douceur de la langue de Dante Alighieri. L'agréable distraction m'évite de trop me focaliser sur les douleurs du genou. Je termine le marathon en 4 h 38[39].

Je participe le dimanche suivant au marathon de Marseille, puis je commence le 7 avril, au marathon de Paris, un rythme d'un marathon par semaine jusqu'au 31 décembre, car j'ai entre-temps ajouté 6 courses à mon objectif pour arriver à un total de 48 marathons, sur 6 continents, afin de m'assurer d'en atteindre 42 dans l'hypothèse où certains seraient annulés ou la tendinite m'empêcherait de participer à quelques marathons ou de les terminer.

Le marathon de Rotterdam, auquel je participe le 14 avril, figure parmi les plus populaires au monde avec une forte présence de spectateurs très dynamiques tout au long du parcours, y compris en dehors du périmètre urbain. La renommée d'un marathon repose en effet en grande partie sur la mobilisation des habitants de la ville qui l'organise. L'inscription des prénoms sur les dossards permet aux spectateurs de lancer des encouragements ciblés aux coureurs. Le déguisement constitue une autre astuce pour s'attirer l'attention et la grâce du public. Certains athlètes ne manquent d'ailleurs pas d'imagination pour se faire remarquer au milieu des foules de coureurs anonymes. On rencontre ainsi des Elvis Presley, des Madonna et d'autres célébrités, des néandertaliens, des personnages historiques ou de bandes dessinées, des animaux du monde réel ou fantastique, etc.

Je n'avais jamais entendu autant de fois des gens scander les prénoms des coureurs lors d'un marathon. Quelques minutes après avoir ralenti dans la seconde moitié du parcours, à cause du retour des douleurs au genou, je commence à entendre des cris lointains : Elvis ! Elvis ! C'est indiscutablement la grande star du jour. Les bruits deviennent de plus en plus proches, ce qui ne laisse aucun doute sur la

---

[39] https://www.sidy42k.com/8-marathon-de-rome-2013.html

forme du sosie du roi de rock and roll, qui est en train de me rattraper, porté par les encouragements et les applaudissements très nourris du public. Il est entouré de quelques coureurs qui profitent de sa notoriété et le suivent comme s'il était un meneur d'allure officiel. Ça aurait été agréable de courir avec eux, mais ma tendinite me l'interdit.

Les prénoms de nous autres coureurs sans relief font timidement leur retour au fur et à mesure que la célébrité et son cortège s'éloignent et que l'effervescence perd de son intensité. Je termine le marathon en 3 h 57. Et ce sera mon dernier en dessous de la barre des 4 heures pendant plusieurs semaines, à cause de l'aggravation de la tendinite[40].

Le lendemain, lundi 15 avril 2013, la 117e édition du marathon de Boston est touchée par un double attentat près de la ligne d'arrivée. Des amis me contactent pour avoir de mes nouvelles, en pensant que je me trouvais peut-être à Boston. Six jours plus tard, le monde entier a les yeux rivés sur le marathon de Londres auquel je suis inscrit et qui, à l'instar du marathon de Boston, fait partie du club des Six World Marathon Majors. Les 4 autres sont les marathons de Chicago, New York, Berlin et Tokyo. Bien que Londres soit si proche de Paris, en particulier depuis l'achèvement du tunnel et la mise en service d'un train à grande vitesse, je n'avais jamais eu l'occasion de traverser La Manche.

J'effectue le marathon de la capitale britannique en 4 h 45. En attendant dans la zone d'arrivée ma femme, qui participe à son premier marathon, je vois deux agents de police en train de faire les cent pas. Je décide d'aller leur parler en anglais.

- Bonjour, messieurs, puis-je avoir une photo avec vous ?
- Bien sûr ! acquiesça l'un d'eux.

Je demande à une fille de nous prendre la photo, puis je me faufile entre les deux agents. La fille se glisse à son tour entre les policiers, en me tendant son téléphone. Puis, d'autres finishers, qui nous ont observés, abordent eux aussi les gentils policiers. Mais, à l'arrivée de ma femme, ces derniers avaient disparu.

- Que cherches-tu ? me demanda-t-elle, en me voyant regarder partout.
- Je me suis fait des amis pendant que je t'attendais, mais je ne sais pas où ils ont pu aller. Je voudrais te les présenter, ils devraient encore se trouver dans les environs.

---

[40] https://www.sidy42k.com/11-marathon-de-rotterdam-2013.html

Les camions-consignes, qui ont acheminé les sacs des coureurs depuis la zone de départ, forment une file au milieu de la large avenue qui relie le Palais de Buckingham à la place de Trafalgar. Nous changeons de côté en passant entre deux camions et nous retrouvons les deux policiers, à qui je m'adresse de nouveau pour une photo. Ils se prêtent volontiers à l'exercice comme la première fois, c'est-à-dire sans aucune expression particulière sur leurs visages[41].

Les douleurs de la tendinite, rythmées par ma participation hebdomadaire aux marathons, suivent une courbe cyclique assez régulière, qui atteint son sommet à la fin de chaque course. Elle baisse ensuite progressivement jusqu'à la quasi-rémission vers le jeudi suivant. Deux ou trois jours plus tard, je prends le départ d'un nouveau marathon, puis au bout d'une certaine distance, variable d'une course à l'autre, le frottement répété de la bandelette du fascia lata sur le condyle externe finit par déclencher les douleurs qui s'aggravent inéluctablement jusqu'à la ligne d'arrivée. Un repos de 6 à 8 semaines m'aurait vraisemblablement permis de m'en sortir définitivement, mais c'est dans la direction opposée que je m'engage, puisque j'ai prévu de courir 3 marathons en 8 jours, en commençant par le marathon de Madrid, le 28 avril, que je termine en 4 h 12[42].

Je prends trois jours plus tard, le 1er mai, le départ du marathon de Sénart et je ne peux pas y aller lentement, car le temps limite pour terminer la course n'est que de 5 h 30. Je parviens à tenir tant bien que mal jusqu'au 37e kilomètre. Disposant désormais d'une marge confortable, je décide de marcher les cinq derniers kilomètres afin de préserver mon genou malade pour le marathon de Genève, prévu dans 4 jours. Des spectateurs postés au sommet de l'ultime colline du parcours tentent de m'encourager, en m'annonçant ce qu'ils considèrent comme une bonne nouvelle : « Le plus dur est terminé, maintenant c'est une descente jusqu'à la fin ! » lancèrent-ils. Ils sont manifestement loin de se douter que la descente renforce considérablement les douleurs de la tendinite du genou. Je leur remercie quand même pour leur bonne intention et je continue à boiter jusqu'à la ligne d'arrivée que je franchis en 4 h 29[43].

---

[41] https://www.sidy42k.com/12-marathon-de-londres-2013.html
[42] https://www.sidy42k.com/13-marathon-de-madrid-2013.html
[43] https://www.sidy42k.com/14-marathon-de-seacutenart-2013.html

L'aggravation de la tendinite m'oblige ensuite à passer pour la première fois depuis 2011 au-dessus de la barre de 4 h 50, d'abord au marathon de Genève, le 5 mai, puis au marathon de la Route du Louvre, le 12 mai.

Chapitre VI : L'agréable surprise au marathon de la Grande Muraille

C'est donc avec un genou très souffrant que j'arrive à Pékin au petit matin du 14 mai pour participer, 4 jours plus tard, au marathon de la Grande Muraille de Chine que je voudrais terminer à tout prix, quitte à ne plus pouvoir courir ensuite pendant des semaines, voire des mois, ce qui remettrait en cause mon objectif de 42 marathons.

Nous sommes quelques dizaines de marathoniens français qui avons souscrit à ce voyage organisé par une agence. Nous partons de l'aéroport directement pour visiter les installations des Jeux olympiques d'été de 2008. L'autocar nous dépose près du stade national de Pékin, surnommé le « Nid d'oiseau », à cause de son architecture. Nous nous rendons ensuite au Palais d'été, situé au nord-ouest de la ville. Le site grouille de touristes, dont une majorité de Chinois. Les guides des différents groupes agitent chacun un fanion facilement repérable au-dessus de la foule.

Une jeune Chinoise me dépasse soudainement, en courant, puis s'arrête à environ trois mètres, son regard tout souriant orienté vers la droite. Je passe près d'elle sans m'en soucier. Puis elle recommence. Je dirige alors mon regard dans la même direction qu'elle et je découvre que d'autres filles sont en train de nous prendre en photo. Je trouve ça plutôt amusant et je voudrais bien en connaître la raison, mais mon niveau très rudimentaire de mandarin ne suffit pas à surmonter la barrière linguistique.

- Souhaitez-vous poser avec moi pour une photo ? demandai-je à la fille, en chinois.

- Oui ! répondit-elle

C'est le début d'une séance photo avec chacune des filles. Je constate en regardant discrètement autour de moi que d'autres personnes sont également en train de me photographier. Ce sera ainsi, en particulier dans les lieux touristiques, durant tout mon séjour. Certains me demandent l'autorisation, d'autres préfèrent essayer de prendre les photos à mon insu, en recourant à des techniques très diverses.

- Tu es une célébrité ! ironisa un membre de mon groupe, qui avait tout observé.

- C'est peut-être à cause de la densité de mélanine dans ma peau, je suis donc désolé pour toi, plaisantai-je.

Nous visitons le lendemain la place Tiananmen, la Cité interdite, le Temple du Ciel et une salle d'exposition de la soie. Comme les rangées de notre autocar sont relativement serrées, je m'installe sur le siège du milieu de la rangée du fond que je partage avec un couple : Jean-Marc Roland et Antoinette Petiot-Roland. Je peux ainsi étendre mes jambes dans le couloir.

- C'est le tenseur du fascia lata, diagnostiqua Jean-Marc, en constatant que je ne peux pas plier la jambe gauche.

- Oui, c'est bien ça.

- J'ai deux bons conseils pour toi, continua-t-il. La première astuce concerne la technique d'étirement du muscle, que je te montrerai à notre retour à l'hôtel.

- Et la deuxième ?

- C'est la façon de marcher ou de courir. Si tu orientes la pointe du pied vers l'extérieur, tu sentiras immédiatement le soulagement.

Le jeudi 16 mai est consacré à la visite obligatoire de la section de la Grande Muraille incluse dans le parcours du marathon. Nous partons de l'hôtel à 6 h 45 du matin à destination de Huangyaguan, dans la province de Tianjin. Les marathoniens sud-africains, beaucoup moins nombreux que nous, se proposent d'accueillir quelques Français dans leur autocar et j'accepte très volontiers.

- Connaissez-vous le marathon des camarades ? me demanda l'un d'entre eux.

- Oui, cet ultramarathon est la course à pied la plus populaire dans votre pays, n'est-ce pas ?

- Exactement ! Y avez-vous déjà participé ?

- Pas encore, je me limite à la distance du marathon pour le moment, répliquai-je.

- Vous devriez effectuer le marathon des camarades au moins une fois dans votre vie. Vous ne le regrettez pas.

- Je ne vous promets rien, mais je le courrai peut-être un jour.

Les autocars nous déposent devant l'entrée de la place du Yin et du Yang, au pied de la Grande Muraille. Nous venons des quatre coins du monde. La France est le 3e pays le plus représenté, derrière les États-Unis et le Royaume-Uni. À l'issue de la réunion d'information, les véhicules nous acheminent à une autre porte d'accès à l'ouvrage historique, située quelques kilomètres plus haut. Nous revenons ensuite en marchant sur la muraille qui ondule sur la montagne. La visite de cette partie, d'environ 3,5 km, du monument nous permet de découvrir ce qui nous attend en moins de 48 h. Nous devrons en effet y passer d'abord en descente en début de course, puis en montée au cours des dix derniers kilomètres du marathon. J'aurais bien voulu éviter de risquer d'aggraver ma tendinite, mais le règlement nous impose à tous de participer à cet exercice. À mon arrivée à la place du Yin et du Yang, je constate fort heureusement que, grâce au conseil de Jean-Marc, le genou malade me fait à peine un peu plus mal qu'avant l'effort.

Nous reprenons la direction de Huangyaguan le samedi 18 mai, à 3 h 30 du matin. Une fanfare nous accueille en musique devant l'entrée de la place du Yin et du Yang. Lorsque retentit le coup d'envoi du marathon, à 7 h 30, nous nous engageons sur la route de montagne qui mène à l'extrémité supérieure de la section du parcours sur la muraille. Nous recevons les encouragements de quelques personnes. « Voulez-vous courir avec moi ? » demandai-je, en chinois, à des membres d'une famille aux environs du quatrième kilomètre. Nous éclatons tous de rire.

J'ai plusieurs fois proposé à des spectateurs d'effectuer quelques pas avec moi, ce qu'ils prennent tous pour une simple blague. Je suis donc surpris que le père accepte mon invitation. Lorsqu'il commence à s'essouffler, j'estime que c'est le moment de lui exprimer ma gratitude le plus aimablement possible, dans la limite de mon pauvre niveau linguistique. « Merci, mon ami », lançai-je en mandarin, en m'inclinant un peu vers l'avant, les deux mains jointes devant ma poitrine. Il exprime à son tour sa reconnaissance en exécutant plus magistralement les mêmes gestes.

Je continue jusqu'à la muraille sur laquelle je marche pour revenir à la place du Yin et du Yang. Je me remets ensuite à courir, d'abord sur des routes relativement plates, puis sur une côte qui me semble interminable. Je reçois au sommet les encouragements d'un petit groupe de spectateurs, dont un qui joue de la musique traditionnelle. « Belle musique ! » dis-je à ce dernier en mandarin. Les gens sourient, l'artiste lève son regard pour remercier l'étranger et continue de jouer de son instrument. J'entame ensuite une longue descente à travers des champs et des villages.

Lorsque je retrouve une seconde fois la place du Yin et du Yang, c'est pour me lancer dans l'ascension de la muraille, puis revenir par la route au même endroit, où je franchis la ligne d'arrivée en 5 h 36, sans aggraver ma tendinite. Je m'en sors donc étonnamment à merveille, eu égard aux circonstances. Tous les coureurs et leurs accompagnateurs participent le lendemain soir à un dîner de gala dans le Centre national de convention pour célébrer l'événement[44].

Lors du trajet, le lundi soir, à destination de l'aéroport, notre guide chinoise nous offre à chacun un petit porte-bonheur rouge. « Il vous portera chance », nous promit-elle en français.

En constatant à ma sortie de l'avion, à Paris, que l'état de mon genou s'est plutôt amélioré par rapport au jour du départ pour Pékin, j'acquiers la conviction que j'atteindrai mon objectif de 42 marathons dans l'année, surtout après avoir réussi à effectuer le 21e en 3 h 45 sans trop de difficulté[45].

Je me rends à Karlsruhe, en Allemagne, le samedi 22 juin, pour un marathon nocturne qui se déroule dans l'obscurité de la Forêt-Noire. Je retire mon dossard au siège du club organisateur, puis j'assiste, à 17 h, au départ de l'épreuve de 80 km, en individuel ou en relais de quatre. Quant à nous les participants au marathon, nous embarquons plus tard

---

[44] https://www.sidy42k.com/17-marathon-de-la-grande-muraille-de-chine-2013.html
[45] https://www.sidy42k.com/21-marathon-de-la-liberteacute-caen-2013.html

à bord de deux autocars à destination de Mutschelbach où le départ de la course intervient à 20 h. Les deux épreuves suivent, à partir de là, le même parcours jusqu'à l'arrivée, à Karlsruhe.

Je crains d'abord de me perdre dans la forêt, car, avec seulement 65 coureurs du marathon et l'éparpillement de ceux de l'ultramarathon avant même que les parcours ne se rejoignent, je m'y retrouverai forcément seul. La foule de marathoniens, relativement compacte au moment du départ, se disperse progressivement dès les premiers kilomètres. J'essaie désespérément de m'accrocher à un petit groupe de coureurs, mais ces derniers se révèlent de toute évidence plus à l'aise que moi dans les courses en montagne. Et ceux qui se trouvent derrière moi me semblent trop lents. J'apprends alors à bien déceler le système de balisage du parcours avant la tombée de la nuit ou plutôt avant mon entrée dans la forêt, puisqu'il y fait déjà sombre avant le coucher du soleil. Les signalisations sont, certes, facilement repérables, mais trop espacées, voire carrément absentes à certaines intersections.

Le flanc abrupt d'une montagne suscite une seconde appréhension : celle de glisser dans le ravin, du fond duquel j'entends par endroits un ruissellement qui confirme la présence d'un cours d'eau dont j'ignore l'importance. Le passage d'un petit train de voyageurs sur le flanc opposé interrompt momentanément ma solitude, puis, graduellement, son bruit s'atténue et ses lumières disparaissent. Le silence total règne de nouveau, à peine perturbé par le bruit de mes pas dans cette forêt, que je n'aurais jamais foulée, de nuit ou peut-être même de jour, si je ne m'étais pas lancé dans la course à pied ou si j'avais trouvé un autre marathon pour ce week-end-là. Car je ne peux m'empêcher de penser que, dans ce genre de nature que nous adorons tant, les humains étaient jadis des chasseurs diurnes, mais de faciles proies nocturnes.

Je commence à sentir la lourdeur du silence ou, devrais-je avouer, la frayeur de me retrouver sur la table d'un prédateur nocturne. Je deviens alors d'autant sensible au moindre bruit que j'ignore tout de la faune locale. J'entends subitement des pas cadencés derrière moi qui suscitent aussitôt l'accélération de mon rythme cardiaque. Je me retourne instinctivement et j'aperçois une lampe frontale en train de me rattraper. Je serre le plus possible à gauche, puis je m'arrête pour frayer la voie à l'athlète à grande vitesse.

« Merci, je suis un coureur du relais », lança-t-il en allemand, comme pour justifier son aisance. J'avais déjà déduit de son allure qu'il est le dernier d'une équipe de l'ultramarathon et qu'il a l'intention d'améliorer leur classement. Étant donné qu'il ne m'a pas laissé le temps de l'interroger sur l'éventuelle présence de prédateurs, j'essaie de le suivre autant que possible afin de bénéficier un peu de sa compagnie, mais c'est peine perdue. Il court trop vite. Il s'échappe donc rapidement du faisceau lumineux de ma lampe frontale, à tel point que je ne vois plus, au bout de 3 ou 4 minutes, que les nombreuses zones réfléchissantes de ses vêtements et de ses chaussures. Sa forme humaine cède la place à celle d'un fantôme que la forêt ténébreuse finit par engloutir.

Je débouche une vingtaine de minutes plus tard sur une clairière d'où partent plusieurs chemins forestiers, mais je n'y vois aucune signalisation. Après avoir couru tout droit sur 400 m sans repérer la moindre confirmation du parcours, je reviens sur mes pas, en marchant jusqu'à l'intersection où je rencontre une fille et son accompagnateur en vélo. « Tu étais sur la bonne direction ! » lança le cycliste, en allemand, avant même que je ne prononce un mot. Je le remercie et je m'écarte pour leur céder le passage avec la ferme intention de bénéficier de leur compagnie. Et j'ai davantage de chance cette fois-ci : leur allure ne me pose aucun problème. Je termine la course en 4 h 33 et à la 42e place sur 64 marathoniens classés[46].

Le soir du vendredi 5 juillet 2013, je prends le train express régional (RER B) à destination de l'aéroport de Paris-Charles de Gaulle. La perspective de participer au marathon de Rio de Janeiro deux jours plus tard m'incite à réviser la langue de Camões, et je découvre durant le trajet un nouveau mot dans mon manuel de portugais du Brésil : *urucubaca* « malchance ». Le Brésil avait connu les semaines précédentes d'importants mouvements sociaux déclenchés par la hausse des tarifs des transports urbains, ce qui m'avait fait craindre une éventuelle annulation de la course ; mais le calme était revenu entre-temps. J'ai aussi effectué mon enregistrement en ligne pour le vol d'Air France 442, qui devait décoller à 23 h 30 et atterrir à Rio de Janeiro le lendemain à 5 h 30. Je comptais alors disposer de toute la journée de samedi pour retirer tranquillement mon dossard et visiter la métropole que les Brésiliens désignent, à juste titre, comme « la ville merveilleuse ». Mais voilà que j'apprends à mon arrivée à l'aéroport le report du vol 442 « à cause d'un problème technique de l'avion », sans aucune autre précision.

---

[46] https://www.sidy42k.com/22-fidelitas-nachtmarathon-karlsruhe-2013.html

La compagnie aérienne nous explique que les passagers qui résident dans la région parisienne doivent rentrer chez eux et revenir le samedi matin pour un vol qui porte le numéro 442A, dont le départ est prévu en principe à 8 h 30. Bien que ma participation au marathon de Rio semble désormais plus qu'incertaine, je décide de maintenir mon voyage. Tout dépendra de l'heure d'atterrissage Rio, du temps que prendront les formalités d'immigration et de douanes, ainsi que de l'état de la circulation jusqu'au lieu de retrait des dossards, qui fermera définitivement ses portes à 18 h. Si j'y arrive trop tard, j'aurai effectué le déplacement au Brésil pour rien. Je me prépare d'ores et déjà, psychologiquement, à voir passer devant mon hôtel à Copacabana les chanceux participants à la course.

À la sortie de l'aéroport de Rio, j'explique en portugais au chauffeur du taxi que nous devons absolument arriver avant 18 h dans la zone de la plage de Flamengo.

- Pensez-vous que cela soit possible ? demandai-je.

- Est-ce pour retirer votre dossard du marathon de Rio ?

- Oui, mais comment le savez-vous ?

- Je vois le mot « marathon » sur votre sac à dos. Étant donné l'heure, je suis vraiment désolé. Attachez bien votre ceinture, je vais faire de mon mieux.

Il démarre aussitôt à toute vitesse. Mon sort repose désormais doublement entre ses mains, la peur de ne jamais atteindre la destination s'ajoutant à celle de ne pas arriver à temps. Je décide à partir de cet instant de ne plus regarder ma montre. Je ferme les yeux, puis je m'endors presque immédiatement. Un petit coup sur mon épaule gauche me réveille soudainement de mon cauchemar.

- Nous y sommes ! lança le chauffeur.

- Où ça ?

Affichant la satisfaction de quelqu'un qui a réussi une mission impossible, il se contente de pointer son doigt en direction d'une énorme tente, installée près de la plage. Je regarde ma montre : il est 17 h 58. Je sprinte pour retirer le plus merveilleux des dossards. « Ça y est, j'en ai fini avec l'*urucubaca* », pensai-je, un peu trop vite.

- Pourriez-vous me réserver un taxi pour 4 h du matin ? demandai-je plus tard à la réception de l'hôtel.

- Où devra-t-il vous déposer ?

- Je me rendrai dans le quartier de Flamengo pour y prendre une des navettes qui transporteront les coureurs à la zone de départ du marathon.

- Écoutez, des taxis vides passent constamment devant notre établissement, nous vous en trouverons un facilement, dès que vous descendrez de votre chambre, me rassura-t-on.

Mais, à 4 h du matin, tous les taxis qui circulent sont occupés. Si je connaissais la ville, j'aurais effectué le trajet d'environ 5 km à pied. Au bout d'un quart d'heure d'attente interminable, un jeune homme en tenue de sport passe, en marchant très rapidement dans la direction de la plage de Flamengo. Quelques instants plus tard, je cours pour le rattraper dans l'espoir qu'il se rend au départ des navettes. J'arrive devant un hôtel où un chauffeur de taxi attend près de son véhicule. Il est sûrement réservé, mais je tente quand même ma chance en portugais.

- Bonjour, pourriez-vous me conduire à la plage de Flamengo ?
- Oui, ça vous coûtera 25 reais.

C'est peut-être un peu au-dessus du prix normal, mais une bonne nouvelle pour mon porte-monnaie, car j'étais disposé à payer jusqu'à quatre fois plus sans marchander, voire à lui filer tout mon argent liquide, si nécessaire. Le trajet ne lui prend que 5 à 6 minutes.

Dès que je m'installe dans l'un des autocars, je noue la conversation avec mon voisin qui m'informe qu'il a déjà participé à plusieurs éditions du marathon. Il me donne quelques conseils destinés à me permettre de mieux affronter la chaleur. Comme le parcours est déjà fermé à la circulation, les chauffeurs doivent emprunter des voies parallèles jusqu'aux environs de la zone de départ pour ensuite tourner à gauche et déposer les coureurs.

Je suis en train de raconter à mon interlocuteur ce qui m'est arrivé depuis l'aéroport Paris-Charles de Gaulle, lorsque tous les coureurs se mettent soudainement debout. Certains d'entre eux s'adressent au chauffeur dans un vocabulaire qui m'échappe, je comprends toutefois que nous avons un problème, mon troisième depuis Paris. Mais je n'ai pas vraiment de raison de m'inquiéter cette fois, puisqu'il n'est que 5 h 30 et que le départ du marathon est prévu à 7 h pour les femmes et à 7 h 30 pour les hommes. Je voudrais seulement que quelqu'un m'explique ce qui se passe. Le calme revient d'un seul coup, puis les gens retrouvent progressivement leurs sièges. Mon voisin pose une main sur mon épaule en guise d'invitation à m'asseoir en même temps que lui.

- Tout est rentré dans l'ordre, me confia-t-il. Le chauffeur ne connaît pas bien la route. Il a tourné à gauche trop tôt. Le marathonien debout à ses côtés va le guider.

- Je vais donc te raconter le reste de mon histoire, rétorquai-je.

Nous nous lançons plus tard sur l'un des plus merveilleux parcours de marathons, qui longe le front de mer de Rio de Janeiro en direction de la plage de Flamengo, en passant par celles de Leblon, Ipanema, Copacabana et Botafogo. Je cours 37 km, puis je décide de marcher jusqu'à l'arrivée, car il fait désormais trop chaud, et je souhaite terminer l'épreuve, sain et sauf. Croyant sans doute que j'ai besoin de leur soutien pour arrêter de traîner, les spectateurs multiplient les cris d'encouragement et les interpellations directes. Si au moins je boitais ou si j'avais l'air un peu fatigué, ils m'auraient peut-être laissé tranquille. Mais un marathonien, apparemment encore en forme, en train de flâner, c'est quelque chose qu'ils ne semblent pas disposés à accepter. Je me remets donc à courir, très lentement, ce qui satisfait finalement tout le monde[47].

---

[47] https://www.sidy42k.com/24-le-marathon-de-rio-de-janeiro-2013.html

Chapitre VII : Un marathon mémorable dans l'outback australien

Tandis que beaucoup d'Australiens sillonnent de nos jours le reste du monde, la position géographique de leur pays dissuade nombre d'étrangers qui souhaitent s'y rendre.

- Quand irons-nous en Australie pour y passer des vacances ? me demanda un de nos garçons, dès notre arrivée à Chicago, en 2008.

- C'est trop loin, je suis désolé, annonçai-je.

- Nous voulons retourner en Australie ! insista un autre.

- Je vous comprends, mais ce serait un trop long voyage. Vous aurez certainement des occasions de vous rendre aux antipodes, quand vous serez grands.

Nous y avions séjourné pendant 3 ans au cours desquels ils avaient joué avec leurs camarades de classe, célébré maintes fois des anniversaires avec leurs meilleurs amis restés là-bas. Ils avaient couru, à Canberra, après les kangourous et les cacatoès, vu les manchots pygmées à Phillip Island, escaladé des dunes en Tasmanie, cherché de l'or à Ballarat, nourri les koalas au zoo de Batemans Bay, pratiqué de la mini-plongée sous-marine dans la grande barrière du corail, visité une ferme de crocodiles près de Darwin, puis une deuxième à Innisfail, ainsi que les grottes des Blue Mountains, des canopées, etc.

Et maintenant que les marathons ont définitivement changé mon destin autant que ma perception de la planète, j'ai hâte de contenter les enfants. Nous allons tous participer aux épreuves d'un marathon organisé dans le désert rouge du centre de l'Australie.

Nous arrivons à Sydney, le 23 juillet 2013, via Hong Kong. Rien ne semble avoir changé depuis notre départ en 2008. Quant à nous, les enfants ont grandi ; ma femme et moi avons basculé dans la course à pied et nous avons l'intention de nous en servir pour effectuer un tour dans la ville. Nous courons d'abord sur le trottoir de la rue Kent, puis nous prenons la rue Liverpool en direction de Hyde Park que nous remontons par les sentiers. Nous marquons une petite pause près de la fontaine Archibald, pour écouter un musicien, et nous continuons vers le nord à destination du parc « Le Domaine ». Nous poursuivons sur une piste piétonnière qui longe la baie de Woolloomooloo. C'est l'heure du déjeuner et de footing des salariés des entreprises implantées dans le quartier d'affaires.

Nous passons devant la chaise de Lady Macquarie, un banc taillé dans la pierre en 1810 par les bagnards pour la femme du gouverneur de la Nouvelle-Galle du Sud. Nous courons ensuite autour de l'Opéra, puis nous passons sous le pont de la baie de Sydney. Nous sommes des joggeurs dans un paysage magnifique et unique au monde. Nous continuons le long de baie jusqu'à Darling Harbour. Ma montre GPS affiche 12 km à notre arrivée à l'hôtel.

Ayers Rock — Uluru dans la langue des Aborigènes de la région — se dresse au cœur de l'outback australien. Cet énorme monolithe, sacré pour les premiers habitants du pays, passe par toute une gamme de couleurs lors du coucher du soleil, avant de devenir un bloc noir qui finit par disparaître dans la nuit sombre du désert. On assiste au phénomène inverse à l'aube. L'observation du lever et du coucher du soleil sur Uluru fait partie de ces expériences à vivre une fois dans sa vie. Participer en même temps au marathon de l'outback australien sera l'inoubliable cerise sur le gâteau.

Nous nous y rendons le 26 juillet. Un spectacle de dance aborigène précède la réunion d'information organisée en plein air le soir même, juste après la fin de la distribution des dossards. Le maître de cérémonie nous fait part des prévisions météorologiques, de l'impératif du respect de l'environnement ainsi que de la nécessité de bien s'hydrater et surtout d'éviter de se perdre. «L'un des avantages du désert réside toutefois sur le fait que, si vous vous y égarez, notre hélicoptère vous localisera aussitôt qu'il décollera ; mais, si cela vous arrive, j'espère pour vous que vous avez souscrit une bonne assurance ! » lança-t-il sur le ton de la plaisanterie.

Nous grelottons de froid le lendemain au moment du départ des courses, à 7 h 45. Les températures grimpent ensuite très vite. Ma femme et moi participons au marathon, nos garçons à la course de 11 km[48].

Le dîner de gala en plein air dans le désert constitue l'autre moment fort du voyage dans l'outback. Des autocars nous déposent à l'endroit choisi et nous commençons par un apéritif pendant lequel nous observons de loin le magnifique effet du coucher de soleil sur Uluru. Nous passons à table quelques minutes plus tard dans l'obscurité quasi absolue à peine perturbée par les lueurs des bougies, ainsi que par un petit feu de bois pour ceux qui voudraient se réchauffer, étant donné la chute brutale des températures à la nuit tombée.

À l'issue de la distribution des prix à quelques participants, un astronome nous invite à contempler la voûte céleste. «Le boulevard d'étoiles au-dessus de vous est la Voie lactée», expliqua-t-il. Le ciel entièrement dégagé et l'absence d'éclairage dans les environs permettent de distinguer les astres dans toute leur splendeur. Le spécialiste nous présente ensuite différentes étoiles et nous décrit les constellations que forment certaines d'entre elles. Puis il nous invite à tour de rôle à un télescope pour observer la planète Saturne et ses anneaux.

Depuis 1996, se tient chaque année, un samedi du mois d'août, la «Nuit culturelle» de Reykjavik. Cet événement, qui au départ ne donnait lieu qu'à des célébrations nocturnes, commence désormais dès le matin par le marathon de la ville.

J'arrive à l'aéroport de Keflavik le vendredi 23 août. Je prends le forfait de transfert à Reykjavik par autocar avec la possibilité de s'arrêter en cours de route pour une baignade en plein air dans le Lagon bleu, et de continuer après dans un autre véhicule. C'est un lac artificiel bâti au milieu des champs de lave et de lichen, alimenté par une eau chaude

---

[48] https://www.sidy42k.com/26-le-marathon-de-lrsquooutback-australien-2013-ayers-rock.html

chargée de silice en provenance de la centrale géothermale voisine. Même des voyageurs en transit de quelques heures sur des vols transatlantiques peuvent en profiter. Je passe une dizaine de minutes dans l'eau dont la température s'élève à environ 40 °C contre à peine 10 °C dans l'air. Les vapeurs qui émanent du lagon et le paysage de champs de lave donnent l'impression d'un autre monde.

C'est sous la pluie, le vent et le froid que nous prenons le lendemain matin le départ du marathon de la capitale islandaise. J'espère toutefois que la pluie va finir par cesser, puisque les changements rapides du temps dans le pays ont donné lieu à un dicton local très optimiste : « Si le temps ne te plaît pas, attends 5 minutes ». Mais 5 minutes, puis 30 minutes, 3 heures passent sans que la météo devienne réjouissante. Je franchis donc, complètement trempé et gelé, la ligne d'arrivée de mon 30e marathon de l'année, en 3 h 52[49].

Je pars le soir à la découverte de la suite des festivités. La musique résonne partout, les restaurants et les bars sont bondés, plusieurs magasins sont encore ouverts. Des hommes en smoking chantent en chœur sur le balcon d'un immeuble. Je remarque au milieu de la foule trois femmes africaines qui me lancent des regards furtifs. Elles doivent se demander le motif de ma présence dans ce pays. En voyant leurs enfants mulâtres, je devine en revanche facilement la raison pour laquelle elles ont renoncé au climat tropical au profit de celui de Reykjavik. Je voudrais quand même leur poser la question et surtout répondre à leurs interrogations. Comme j'ai remarqué qu'elles se parlent en soussou — une des langues nationales de la Guinée —, je les aborde directement en français.

- Mes sœurs, ne me dites pas que vous aimez le climat de ce pays de l'hémisphère boréal, dans lequel il fait si froid au mois d'août. Qu'est-ce qui vous a donc amenées ici ?

- Nous avons suivi nos maris islandais, confirma l'une d'elles. Et toi ?

- J'ai rejoint aussi ma femme islandaise !

- Voilà une heureuse coïncidence !

- En fait, je plaisantais. J'ai effectué le voyage pour participer au marathon de ce matin.

---

[49] https://www.sidy42k.com/30-marathon-de-reykjavik-2013.html

- As-tu gagné ?

- Non, je ne pouvais pas l'emporter !

- Alors tu as voyagé depuis l'Afrique pour courir un marathon en Islande pour rien, mais tu as perdu la tête !

- Ce serait sans doute vrai, si je venais, par exemple, de Conakry. Mais je vis actuellement à Paris, où l'on commence à voir la situation un peu différemment.

- Mais comment connais-tu la capitale de la Guinée ? Es-tu guinéen ?

- Je suis né et j'ai grandi dans le Fouta Djallon.

- Nous, nous venons de Conakry.

- Je n'en suis pas surpris, puisque vous parliez en soussou entre vous. Enchanté de vous avoir rencontrées à Reykjavik !

Chapitre VIII : Le dernier train pour Münster

Nous nous réjouissons des bonnes surprises, nous voudrions en revanche bien nous passer des mauvaises. Un contretemps ne signifie pourtant pas la fin du monde, qui finira de toute façon par toucher chaque humain. Nous ne sommes pas des êtres parfaits, nous ne pouvons pas tout prévoir. Que vaudrait d'ailleurs une existence de routine, sans désagrément et sans émotion ?

Je compte participer, le dimanche 8 septembre 2013, au marathon de la ville allemande de Münster. Mais lorsque j'arrive la veille, vers 14 h 40, à la gare ferroviaire de Munster, ma crainte d'erreur de destination se confirme, car le train n'a pas traversé la frontière avec l'Allemagne. J'avais acheté 3 mois à l'avance un billet aller-retour Paris-Munster sur le site internet de la société des chemins de fer français (SNCF). J'aurais dû prêter plus d'attention au moment de la réservation, mais je dois préparer 48 voyages pour courir autant de marathons en un an, sur 6 continents. Et j'exerce une activité professionnelle à plein temps.

Un monsieur et sa fille, qui avaient acheté leurs titres de transport la veille, aux guichets de la gare SNCF de Paris-Nord, se retrouvent dans la même situation. « Nous avions pourtant indiqué que nous voulions nous rendre à la ville allemande de Münster, près de Dortmund », précisèrent-ils.

- Vous devez voir souvent ici des victimes d'erreur de destination, déclarai-je à la fille au guichet de la gare.

- Oui, de temps en temps ! concéda-t-elle.

- Avons-nous la moindre possibilité d'arriver aujourd'hui à la ville allemande de Münster ?

Elle se connecte sur le site internet de la Deutsche Bahn, la société des chemins de fer allemands, puis elle revient au bout de quelques instants vers moi.

- Monsieur, j'ai une bonne nouvelle et une mauvaise pour vous. D'abord, la première : j'ai trouvé un itinéraire qui pourrait vous permettre d'atteindre votre destination cette nuit, à 23 h 26.

- Et la mauvaise nouvelle ?

- Vous devrez prendre au total 5 trains avec, parfois, des temps de correspondance trop courts. En plus, je ne peux vous émettre que le billet pour les 4 premiers trajets. Si vous avez la chance d'arriver à Dortmund, vous devrez y acheter le titre de transport pour Münster.

- Je dispose donc de peu de chance d'atteindre ma destination !

- Monsieur, à votre place, je retournerais à Paris.

- Merci du conseil, mais je vais tenter de rejoindre Münster.

Si je rate une seule correspondance, je dois chercher sur place une chambre d'hôtel où passer la nuit, et prendre le lendemain la direction de Paris. J'ai l'intime conviction que c'est ce qui m'attend, mais je ne peux pas baisser d'emblée les bras, car, en l'absence de force majeure, le cerveau reptilien ne permet pas le renoncement à une course qu'il assimile à une chasse à l'épuisement.

J'effectue la première partie du chemin avec mes deux compagnons d'infortune, à bord d'un train régional jusqu'à Colmar, puis dans un Eurocity. Ils avaient entrepris le voyage pour aller rendre visite à des membres de leur famille, mais ils ont choisi de jeter l'éponge et de retourner à Paris. Ils me souhaitent bonne chance avec un petit sourire aux lèvres, lorsque nos destins se séparent à la gare de Strasbourg.

Je dispose ici de onze confortables minutes pour rejoindre le petit train à destination de la ville allemande d'Offenburg où je n'aurai en revanche que 6 minutes pour la correspondance. Le conducteur ferme les portes à 17 h 51 et attend le feu vert des régulateurs du trafic. J'observe les minutes de retard qui s'accumulent. Au bout de la quatrième minute, l'idée de descendre et de rentrer à Paris par le premier train disponible au départ de Strasbourg me passe par l'esprit. « Pas question ! » murmurai-je aussitôt. Le conducteur démarre quelques secondes après la 7e minute de retard. Ma participation au marathon de Münster réside à cet instant entre ses mains. Va-t-il essayer de rattraper une partie du temps perdu ? S'il n'en a pas l'intention ou s'il n'y arrive pas, mon voyage s'arrêtera définitivement à Offenburg, une ville dont je n'avais jamais entendu parler jusqu'à ce jour.

Le petit train franchit la frontière et s'arrête à la première gare desservie. Juste au moment de repartir, des hommes font soudainement irruption sur le quai et frappent très fortement les portes déjà fermées, que le conducteur leur ouvre aussitôt. Et il s'avère que ces sprinteurs essoufflés font partie d'un groupe de nombreuses personnes, beaucoup moins pressées, qui viennent apparemment de participer à une fête. Le conducteur se voit obligé d'attendre que tout ce monde monte lentement à bord.

« Il ne manquait plus que cela ! », pensai-je. Je ne crois désormais plus à une chance d'arriver à ma destination. Mais un petit espoir renaît, lorsque je constate que le train roule ensuite assez rapidement et qu'il ne reste que très peu de temps à chaque gare. J'ignore toutefois s'il est en train de rattraper une partie du retard ou si, au contraire, il avance à sa vitesse habituelle.

Le train entre en gare d'Offenburg à 18 h 27 sur le quai 4. Fort heureusement, le train ICE 1102 en provenance de Bâle et à destination de Hanovre se trouve juste en face, sur le quai 3. Je n'aurais en effet pas pu rejoindre un autre quai en moins d'une minute. J'ai à peine le temps de monter à bord de l'ICE avant que son conducteur ne ferme les portes. Le train démarre comme prévu à 18 h 28 pour un long voyage avec des arrêts aux villes allemandes de Baden-Baden, Karlsruhe, Mannheim, Francfort, Bonn, Cologne, Düsseldorf, Duisbourg, Essen, Bochum, puis Dortmund, où je dispose de 14 minutes de correspondance. J'y achète un billet et je m'installe tranquillement dans le dernier train pour Münster, que des supporters très bruyants d'une équipe de football prennent aussitôt d'assaut. Des membres du groupe descendent à chaque gare desservie, ce qui nous permet de retrouver progressivement le calme dans le train qui entre ponctuellement, à 23 h 26, en gare de Münster, ou plus exactement en gare de Münster (Westf) Hbf.

- Vous êtes M. Diallo, je présume ! Nous pensions que vous ne veniez plus, me lança-t-on à la réception de l'hôtel.

- J'ai effectivement bien failli ne jamais arriver ici, répliquai-je.

- Quoi qu'il en soit, nous nous réjouissons de vous avoir chez nous. Voici la carte d'accès à votre chambre.

Je saute de joie le lendemain matin après le retrait de mon dossard. Il pleut très fort, mais qu'importe ! Je vais finalement participer au marathon de Münster. Après avoir franchi la ligne d'arrivée, je reçois la médaille, ainsi que le t-shirt de finisher, sur lequel est gravée, en allemand, une mention plus que prémonitoire : « La course des émotions »[50].

À mon retour en France, je consulte le site internet de la SNCF afin de comprendre ce qui s'est vraiment passé. En tapant « Munster », comme destination, voici les trois options proposées dans l'ordre, sans aucune explication : Munster, Munster-Badischof et Münster Westf. Les deux premières options conduisent à l'est de la France. La différence entre les gares se cache dans le tréma.

[50] https://www.sidy42k.com/32-marathon-de-munster-2013.html

Chapitre IX : La mystification d'un mur imaginaire

L e marathon auquel je participe le 29 septembre, à Ulm, la ville natale d'Albert Einstein, et qui porte le nom du physicien est mon 35ᵉ marathon de l'année, c'est-à-dire l'équivalent du kilomètre 35 dans une épreuve de marathon. Or, c'est justement à cet endroit que certains gurus situent le fameux mur du marathon alors que d'autres le placent au 20ᵉ mile (32ᵉ kilomètre), sans que l'on nous explique la raison de leur divergence.

Une chose est certaine : l'invention de ce mur permet opportunément à des individus en quête de reconnaissance sociale de se prendre pour des héros exceptionnels, puisqu'ils seraient capables d'abattre ou de traverser cet obstacle funeste et redoutable. Mais comment peut-on continuer à croire à la présence d'une prétendue paroi invisible dès la trentaine de kilomètres, à l'heure où les ultramarathoniens sont de plus en plus nombreux à courir des distances de 50 à plus de 160 km ?

« Il était une fois une espèce bipède, dont les individus vivaient des produits de la chasse à mains nues et de cueillettes saisonnières de fruits que la nature mettait à leur disposition. Ils menaient une vie paisible, égalitaire et heureuse, en parfaite harmonie avec leur habitat ancestral. Mais un beau jour, sous l'influence d'un expert porteur d'une révélation, ils commencèrent à croire avec la plus grande ferveur à l'émergence d'un mur sur leurs parcours de chasse. Comme ils ne pouvaient compter à leur époque sur aucun instrument de mesure, le guru leur indiqua un nombre de pas qui correspond grosso modo à la distance de 35 km. Lorsque leurs chasseurs atteignirent le lendemain le chiffre fatidique sans avoir mis la main sur le gibier qu'ils traquaient, ils se heurtèrent contre le mur et laissèrent filer la bête. Ils repartirent le jour suivant à la chasse avec des estomacs vides et butèrent de nouveau contre la paroi invisible. Leur espèce finit par s'éteindre, à cause du manque de nourriture. C'est ainsi que leurs lointains potentiels descendants — c'est-à-dire nous les humains d'aujourd'hui — n'ont jamais pu voir le jour. »

Autrement dit, la crédibilité de l'*homo sapiens* se révèle sans limites, puisque les promoteurs du mur du marathon sont la preuve vivante du contraire de ce qu'ils prétendent. Mais force est de reconnaître que la croyance arrange beaucoup de monde, car elle peut également servir d'excuse pour éviter de courir ou pour baisser les bras à un moment donné avec la conscience tranquille dans les deux cas de figure.

Certains nous parlent de « panne sèche » alors que le corps humain se présente comme une sorte de camion-citerne rempli de carburant, sous forme de glucides et surtout de graisses. Nous disposons donc de suffisamment de réserves pour effectuer au moins quelques centaines de kilomètres, sans compter la possibilité de refaire le plein aux différents points de ravitaillement installés sur les parcours.

Atteindre le kilomètre 35, c'est alors, au contraire, l'assurance de parvenir à la ligne d'arrivée, puisque l'on a tout ce qu'il faut pour courir ou marcher les derniers kilomètres. Et comme mon 35e marathon de l'année m'inspire le même genre de confiance, j'affiche pour la première fois publiquement mon objectif de 42 marathons, en portant un t-shirt sur lequel figure le message suivant : *I'm running 42 marathons in 2013*. On peut regrouper les premières réactions des gens sous trois catégories : l'incrédibilité, l'admiration et surtout la compassion pour ce que je serais en train de faire subir à mon pauvre corps. C'est en 3 h 52 et sans aucun problème que je franchis la ligne d'arrivée du marathon d'Einstein[51].

Une fille, qui fait partie d'un groupe, m'aborde le samedi le 9 novembre à bord d'un train à destination de Nice, où nous nous

[51] https://www.sidy42k.com/35-marathon-deinstein-allemagne.html

rendons tous pour participer le lendemain au marathon des Alpes-Maritimes[52].

- On vous a vu à la télévision ! Comment faites-vous pour courir 42 marathons en une année ? lança-t-elle.

- J'ai prévu en fait d'en courir 48 et cela n'a rien d'exceptionnel.

- Quels marathons préférez-vous parmi tous ceux que vous avez déjà effectués ?

- Je vous en citerai trois : le marathon de Marne et Gondoire, le marathon des Oussaillès du Couserans et le marathon de Saint-André-des-Eaux, indiquai-je après quelques secondes de réflexion.

- Il nous fait marcher ! répliqua une autre fille.

- Non, pas du tout. Ces marathons organisés en France, mais dont les noms n'évoquent rien pour la plupart des gens, m'ont paru aussi ravissants que tous les autres.

L'offre de marathons peut répondre à tous les goûts. Certains préfèrent les courses des grandes métropoles, qui mobilisent des foules de spectateurs pour encourager les milliers de participants. D'autres apprécient en revanche davantage les courses en pleine nature, comme pour se rapprocher instinctivement de la pratique de la chasse. Les premiers ont besoin d'un public nombreux ; les seconds trouvent plus de bonheur dans la forêt, la prairie ou la savane. Mais ils partagent, tous, le même objectif : vaincre la distance de l'épreuve, fixée à 42, 195 km, en 1921.

---

[52] https://www.sidy42k.com/41-marathon-de-nice---cannes-france.html

Chapitre X : Easy Runner à Honolulu

C'est un chant de coq, comme jadis dans mon village natal, qui me réveille à l'aube du samedi 30 novembre, à George Town. Lorsque nous prenons le départ du marathon des îles Caïmans, le lendemain à 5 h du matin, la chaleur et l'humidité sont déjà insupportables, en particulier pour les participants qui viennent d'Europe et d'Amérique du Nord, car le thermomètre affiche 27 °C et le mercure grimpe rapidement dès le lever du soleil. Je me retrouve entièrement trempé de sueur pour la première fois dans une course à pied, mais je réussis tout de même à franchir la ligne d'arrivée à la première de ma catégorie et à la 15e du classement général avec un temps de 3 h 52. Serait-ce parce que l'icône nationale des îles Caïmans est la tortue, dont ils fêtent cette année-là le 50e anniversaire ?[53]

J'avais prévu de courir le marathon de Honolulu le dimanche suivant. Le trajet aller-retour entre Paris et les îles Hawaï équivaut à un tour du monde, car, pour se rendre à Honolulu à partir de la capitale française, on peut prendre la direction de l'est, en passant par l'Asie, ou celle de l'ouest, en transitant par l'Amérique du Nord.

Après avoir garé ma voiture au parking de l'aéroport Paris-Charles de Gaulle, le vendredi 6 décembre, vers 6 h 30 du matin, je m'aperçois que j'ai oublié mon sac à dos chez moi alors que j'y avais rangé, entre autres, mon argent liquide et ma carte bancaire. Je vérifie une première,

---

[53] https://www.sidy42k.com/44-marathon-des-iles-cayman.html

puis une deuxième fois l'intérieur et le coffre du véhicule. Je fouille, vainement, toutes mes poches. Le départ de mon vol à destination de San Francisco est prévu à 9 h 35, ce qui ne me laisse absolument pas le temps d'effectuer un aller-retour à la maison.

Comme j'ai mon passeport, et j'avais réglé par avance le billet d'avion et la chambre d'hôtel, théoriquement rien ne m'empêche de me rendre à ma destination, même si, financièrement, je ne dispose que de la pièce de 1 euro, que j'utilise habituellement pour les chariots des supermarchés. On voit ce genre d'aventures dans des émissions de télé-réalité. Mais, moi, je suis seul face à la réalité suivante : la nourriture est offerte à bord des vols entre Paris et San Francisco, payante sur les trajets entre San Francisco et Honolulu. Si je maintiens le voyage dans ces conditions, je dois donc me préparer à courir le marathon, le ventre vide, ce qui est humainement possible. Mais je ne pourrais pas payer les transferts entre l'aéroport de Honolulu et le centre-ville ni fournir la garantie, en espèces ou par carte bancaire, que l'hôtel m'exigera. Après Rio de Janeiro et Münster, c'est la 3e fois que je rencontre de sérieux soucis.

Je constate que, si mon corps tient désormais bien le rythme d'un marathon par semaine, il semble éprouver des difficultés face aux longs voyages, aux décalages horaires et aux passages de l'hiver parisien à la chaleur humide tropicale, et vice-versa. J'avais d'ailleurs envisagé de me rendre à Honolulu depuis les îles Caïmans, mais, comme il ne me restait plus assez de jours de congé, j'avais dû revenir à Paris pour y travailler le mercredi et le jeudi.

Nos ancêtres mettaient plusieurs milliers d'années pour migrer d'un continent à l'autre, ce qui leur permettait de s'adapter progressivement, au fil des générations, aux conditions de survie imposées par chaque nouveau climat. Ils ne pouvaient donc nous léguer que leurs capacités d'endurance pour chasser dans notre environnement immédiat, mais pas pour résister aux effets des décalages horaires ou des expositions de nos corps à des variations extrêmes et brutales de température.

Je réfléchis au moyen de m'en sortir et je trouve subitement une possible solution : un aller simple entre mon domicile et l'aéroport. Lorsque ma femme reçoit mon appel vers 6 h 35 et que je lui résume la situation, elle est convaincue que je raconte une blague.

- J'ai vraiment laissé le sac près de la porte d'entrée, insistai-je.

- Vas-tu t'occuper alors du taxi pendant que je me prépare ? demanda-t-elle.

- Oui, je m'en charge. Je dirai au chauffeur de t'attendre devant notre résidence. Je vais ensuite faire enregistrer mes bagages. Tu me trouveras dans le hall de départ.

- Et si je n'arrive pas à temps à l'aéroport ?

- J'ai encore de l'espoir, mais, si le pire advient, ils débarqueront ma valise et je rentrerai à la maison.

Je contacte une coopérative de taxi de ma ville, qui m'informe que je dois compter « au moins une heure d'attente ». J'appelle alors une autre compagnie et c'est un chauffeur qui me répond.

- Que puis-je faire pour vous ?

- C'est pour conduire ma femme à l'aéroport de Paris-Charles de Gaulle, mais nous sommes vraiment pressés.

- Donnez-moi votre adresse !

- Nous habitons au numéro…

- Je pars tout de suite de la gare ferroviaire. J'arrive devant chez vous en moins de 10 minutes.

Je procède à l'enregistrement de ma valise comme si de rien n'était, puis j'attends impatiemment ma femme, qui arrive avec le sac à dos vers 8 h 15. Elle vient de sauver mon marathon à Hawaï. Je n'ai pas assez de mots pour la remercier.

- Merci beaucoup, mon ange ! dis-je simplement.

- De rien et bon voyage ! répliqua-t-elle avant de prendre la direction de la station du RER B pour rejoindre son bureau à Paris.

Mon second vol atterrit le soir même, en heure locale, à Honolulu, où je retrouve pratiquement le climat chaud et humide de Grand Caïman. Je consacre la journée de samedi au retrait du dossard, à la visite de la ville et à l'achat de quelques souvenirs. Je dîne ensuite dans un restaurant en plein air, en regardant un spectacle de danse hawaïenne.

Je n'ai pas vraiment la notion du temps, lorsque nous prenons le départ du marathon le lendemain, à 5 h du matin. D'ailleurs quel jour sommes-nous dans cette zone de la planète où il suffit de traverser la ligne de changement de date, qui zigzague entre les îles et les atolls, pour gagner ou perdre 24 h ?

Je sais seulement que, ce matin-là, je participe au marathon de Honolulu au milieu de dizaines de milliers de coureurs, dont de très nombreux Japonais. Comme 7 jours auparavant, aux îles Caïmans, je me verse souvent de l'eau sur la tête afin de porter secours à mon système thermorégulateur, qui a du mal à maintenir la température de mon corps à 37 °C.

Juste au moment d'amorcer la dernière descente du parcours, je vois un point de ravitaillement supplémentaire et inhabituel, portant l'indication « Pause-bière ». C'est la première fois que j'en rencontre dans un marathon, et j'en conclus que cette histoire ne peut venir que de gens du Hash, pour nous encourager comme si nous participions à une course de Hash. Et je ne tarde pas à en obtenir la confirmation, car dès que je franchis la ligne d'arrivée, en 3 h 51, une fille m'interpelle avec un grand sourire et les bras ouverts. « Easy Rider ! » lança-t-elle. Voilà donc quelqu'un, dont je n'avais jamais entendu parler, qui m'attendait ici et qui me connaît par mon nom de Hash. Comment est-ce possible ?

- Salut ! Mais comment me connais-tu et sais-tu que je venais ici ? demandai-je.
- J'ai reçu un courrier électronique d'une fille du Hash de Paris. Bienvenue à Honolulu !

Une jeune fille me passe un collier de perles autour du cou, comme à chaque finisher, puis un deuxième, lorsqu'elle apprend que j'ai effectué le voyage depuis Paris pour courir, à Hawaï, mon 45e marathon de l'année[54].

La fille du Hash m'explique ensuite que la rédaction de l'Harrier Magazine prépare un sujet sur mes 48 marathons en 2013 et que l'on me contactera pour cela début 2014. Le magazine m'appellera « Easy Runner » dans son article intitulé : *1 an, 48 marathons, 6 continents*[55].

C'est vers la fin des années 1990 que j'avais appris, au Burkina Faso, l'existence des clubs de Hash. Un beau jour, à l'issue d'un match de tennis dans le club américain de Ouagadougou avec un autre membre que je ne connaissais pas, ce dernier se présente.

- Je m'appelle Ousmanou.
- Moi, c'est Sidy.

---

54 https://www.sidy42k.com/45-marathon-de-honolulu.html
55 https://www.sidy42k.com/media.html

- Serais-tu libre demain après-midi ? me demanda-t-il.

- Oui, mais pourquoi ?

- Je suis le maître du Hash de Ouagadougou. Nous organisons une course chaque dimanche. La prochaine se tiendra au Bois de Boulogne.

- J'espère pouvoir vous suivre, même si je ne cours pas depuis fort longtemps. Mais je ne connais pas le Hash ni un Bois de Boulogne à Ouagadougou.

- D'abord, on n'est pas obligé de courir. Le Hash ressemble à un jeu de piste, de manière à permettre aux marcheurs de rattraper plusieurs fois les coureurs. Quant au Bois de Boulogne, il se situe tout près d'ici. Les Burkinabè lui ont donné ce nom par référence au bois de l'Ouest parisien.

Il m'explique ensuite que l'on trouve partout dans le monde des clubs de Hash et que la création du mouvement remonte à 1938, à l'initiative d'expatriés britanniques qui résidaient à Kuala Lumpur[56].

---

[56] https://www.sidy42k.com/20190209-chinese-new-year-hash---paris.html

Chapitre XI : Courir en Antarctique

Je termine l'année 2013 par le marathon de la Saint-Sylvestre, le 31 décembre, dans la ville italienne de Calderara di Reno, où j'atteins mon objectif de 48 marathons sur les 6 continents suivants : l'Afrique, l'Asie, l'Europe, l'Amérique du Nord, l'Amérique du Sud et l'Océanie. J'avais en effet toujours exclu de me rendre en Antarctique, mais j'ai fini par succomber à la tentation d'effectuer au moins un marathon sur chacun des 7 continents.

Steve Hibbs avait organisé en février 2013 la première édition de deux courses qui comptent pour l'Antarctique et l'Amérique du Sud, à savoir : le marathon du continent blanc et le marathon de Punta Arenas, respectivement. Les participants ont le choix entre la distance de 42,2 km, le semi-marathon et, depuis 2014, l'épreuve de 50 km.

Je débarque, le samedi 25 janvier 2014, à Punta Arenas — la ville la plus australe de la terre ferme des Amériques. L'Antarctique se trouve à plus de 1 400 km au sud. À mon arrivée à la réception de l'hôtel, une Américaine de Chicago lança dans le hall : «Nous partons ce soir !». Shauna Aderson venait de lire l'annonce affichée par l'équipe de Steve à côté des ascenseurs. Je suis très surpris, car nous devions nous rendre en Antarctique au plus tôt le lundi, mais la direction de la compagnie aérienne DAP a estimé préférable de profiter des bonnes prévisions météorologiques pour les prochaines heures à l'île du Roi-George.

Nous arrivons à l'aéroport à bord de deux autocars. Nous recevons au moment de l'enregistrement des plaques identiques en guise de cartes d'embarquement. Le vol décolle tard dans la nuit et met le cap sur le sud. Une ambiance de fête règne à bord, et cache peut-être la peur de l'inconnu. On nous sert des plats, mais presque personne ne mange, chacun essayant de passer gentiment sa nourriture à ses voisins. Je finis par m'assoupir une demi-heure avant l'atterrissage. Je me réveille soudainement, lorsque l'avion se pose sur la piste en gravier de la base aérienne chilienne, Président Frey, à l'île du Roi-George. Nous descendons, puis nous marchons quelques centaines de mètres jusqu'à une tente. Une trentaine de minutes plus tard, le jour se lève et nous nous lançons sur le chemin boueux et par endroits caillouteux qui mène à la station scientifique chinoise, Grande Muraille, pour y effectuer plusieurs allers-retours.

Je commence le marathon avec des gants, un bonnet et plusieurs couches de vêtements, en pensant que je vais ôter au moins une veste après quelques allers-retours, mais le froid ne me le permettra pas. Je franchis la ligne d'arrivée du marathon du continent blanc en 4 h 47. Je pars ensuite rendre visite à une petite colonie de manchots à jugulaires et, à ma grande surprise, ils s'approchent spontanément de moi. Cette rencontre me rappelle que l'*homo sapiens* est une espèce tropicale. Pas étonnant, donc, que les manchots soient venus près de moi comme pour me dire : « Tu es le bienvenu chez nous, cher ami ; mais ici, c'est notre habitat naturel, pas le tien ; prends soin de ton corps ! »[57]

Nous prenons 3 heures plus tard la direction de l'avion qui nous attend pour nous sortir de ce continent inadapté à notre espèce. Nous venons d'avoir une chance extraordinaire avec la météo dans cette partie de l'Antarctique. À notre arrivée à l'aéroport de Punta Arenas, beaucoup de journalistes, de photographes et de cameramen nous accueillent sur le tarmac. Ils préparent des articles et des reportages sur ces étranges humains, qui ont voyagé des États-Unis, de France et d'ailleurs, uniquement pour courir de longues distances au bout du monde. Ils veulent nous interviewer, mais apparemment aucun d'entre eux ne parle nos langues.

- Savez-vous si une de ces personnes parle espagnol ? demandèrent-ils aux membres de l'équipage.

---

[57] https://www.sidy42k.com/1-le-white-continent-marathon.html

- Sidy maîtrise parfaitement notre langue, lança une fille, en pointant son index vers ma direction.

Je réponds à leurs questions jusqu'à l'intérieur du terminal. Notre histoire fera la une des journaux télévisés du soir et du principal quotidien chilien de la Patagonie, La Prensa Austral. Les trois épreuves du marathon de Punta Arenas ont lieu le 30 janvier sur la belle promenade qui longe le détroit de Magellan. Le départ et l'arrivée se situent en face de notre hôtel, à côté du monument dédié à la goélette Ancud, le navire qui effectua la prise de possession du détroit de Magellan en 1843, sur ordre du président chilien Manuel Bulnes. Je termine le marathon en 3 h 46[58].

En plus de servir de base de départ pour explorer la Patagonie et l'Antarctique, Punta Arenas dispose de nombreuses attractions touristiques. Je visite, entre autres, l'impressionnant cimetière, ainsi que le musée Nao Victoria où sont exposées des répliques de navires qui ont contribué à l'histoire du détroit et de la région. Je me rends aussi à la Place des Armes, au milieu de laquelle trône la statue de Fernand de Magellan. Selon la légende, celle ou celui qui touche le pied de la statue de l'Indien, érigée en bas du socle de celle de Magellan, reviendra immanquablement à Punta Arenas. « Je n'ai pas besoin de toucher votre pied, puisque nous nous reverrons de toute façon l'année prochaine », pensai-je en contemplant l'Indien. Ce sera un vendredi 13 et, contrairement à la merveilleuse expérience que nous venons de vivre dans cette partie reculée du monde, rien ne se déroulera comme prévu.

Maintenant que j'ai effectué au moins un marathon sur chacun des 7 continents, je ressens subitement l'envie de refaire le circuit en ultramarathons. Je me fixe un périple qui débute en Afrique et se termine par l'Amérique du Sud et l'Antarctique en février 2015. Comme je n'ai jusque-là jamais couru une distance supérieure à 42,2 km, je voulais commencer par un ultramarathon de 50 km, mais le Royal Raid, une épreuve de montagne de 80 km, organisée à l'île Maurice, se révèle le seul ultramarathon africain qui convient à mon calendrier.

Des autocars nous déposent, le samedi 10 mai 2014, vers 4 h du matin, à Casela Bird Park, où de jeunes danseuses mauriciennes assurent l'animation. Des volontaires vérifient que chaque participant dispose de l'équipement minimum obligatoire (bouteilles d'eau,

---

[58] https://www.sidy42k.com/2-marathon-de-punta-arenas.html

couverture de survie, lampe frontale, sifflet, etc.) avant de lui remettre son dossard.

C'est dans l'obscurité que nous prenons le départ de la course, à 5 h du matin. Nous disposons d'un temps maximum de 20 heures pour franchir la ligne d'arrivée, près de la plage de Bel Ombre. J'atteins, au bout de quelques minutes, la première rivière que nous devons traverser les pieds dans l'eau. Étant donné que j'ignorais cette éventualité, j'hésite à m'y lancer tandis que tous les autres foncent directement, certains d'entre eux ne ralentissent même pas. Faute de trouver une solution alternative, je me résous à mouiller mes chaussures. Et les rivières se succèdent tout au long du parcours.

Je n'avais jamais effectué une course avec du liquide quasi en permanence dans mes baskets, qui plus est, sur une distance pour laquelle mon organisme n'est pas du tout préparé. Tout va bien pourtant jusqu'au Jet Ranch, situé au kilomètre 50, où les participants peuvent manger un repas chaud et se reposer, s'ils le souhaitent. Je ne m'y attarde pas trop, car j'espère encore atteindre la ligne d'arrivée avant la tombée de la nuit. Mais dès que je reprends la route, je sens de fortes douleurs aux orteils. Je me rends compte que je souffre de nombreuses ampoules, provoquées par l'humidité dans mes chaussures.

J'aurais alors dû marcher sur toute la distance qui me reste, mais je continue à courir, dans l'espoir de terminer avant la tombée de la nuit. J'ai en effet la hantise de me retrouver seul dans l'obscurité. Et voilà que la tendinite, que je croyais définitivement guérie, refait son apparition au bout de quelque 5 km et, qu'entre-temps, j'ai également aggravé les douleurs des orteils. Je réalise que je suis en train de revivre l'expérience de mon premier marathon, mais en pire, car, à Chicago, je n'avais aucune ampoule aux pieds, j'étais sur un terrain entièrement plat, et je pouvais compter sur la solidarité de nombreux coureurs, ainsi que sur les encouragements de centaines de milliers de spectateurs. Ici, je suis pratiquement tout seul et je dois marcher environ 25 km sur un parcours en montagne, à l'exception des derniers kilomètres.

La descente dans les gorges de la Rivière noire me semble interminable, mais je finis par atteindre le cours d'eau. Afin d'éviter de mouiller une nouvelle fois mes chaussures, j'essaie de suivre l'exemple d'une fille de l'île de la Réunion, qui vient de me rattraper et qui marche sur les rochers émergés, mais très glissants. Je fais une chute au milieu de la rivière, ma fesse gauche atterrissant douloureusement sur la pointe d'un roc. « Il ne manquait plus que cela ! » murmurai-je.

- Vous êtes-vous fait mal ? me demanda la Réunionnaise, qui a réussi quant à elle à traverser sans aucun problème.

- C'est heureusement plus de peur que de mal ! répliquai-je pour lui dissimuler mon triste sort.

Nous entamons ensemble l'ascension de la célèbre piste du Parakeet que les organisateurs avaient illustrée, en exagérant à peine lors de la réunion d'information, par une ligne verticale au pied de laquelle un participant se demande comment s'y prendre. La Réunionnaise avance avec une aisance déconcertante, qui atteste de son expérience et de son entraînement. On dirait qu'elle est en train de goûter au plaisir d'une promenade digestive. Je n'en suis guère surpris, connaissant la très grande popularité des courses en montagne à La Réunion, comme la Diagonale des fous. J'avais aussi noté que la plupart des participants au Royal Raid sont venus de La Réunion.

- Une personne de la Réunion qui se retrouve au pied d'une montagne n'aura sans doute qu'une seule envie : grimper jusqu'au sommet, plaisantai-je.

- Absolument ! C'est d'ailleurs à cause du coût du voyage que nous ne sommes pas beaucoup plus nombreux dans cette course, conclut la fille.

Lorsque je constate qu'elle est en train de ralentir à cause de moi, je lui suggère d'avancer à son rythme, en l'assurant que j'y arriverai. Elle accepte et s'éloigne progressivement avec la grâce d'un être humain heureux dans son milieu naturel, et finit par disparaître de mon champ visuel. Loin derrière, je continue de manquer d'air, ce qui m'oblige à m'arrêter plusieurs fois, la seule bonne nouvelle étant que la tendinite et les orteils me font moins mal en montée. Lorsque j'atteins enfin la Plaine Champagne, le point culminant de la course à 720 mètres d'altitude, je sais que je dois descendre jusqu'au niveau de la mer et en grande partie dans la nuit. Je franchis la ligne d'arrivée en 14 h 37. Je coche la case du premier continent avec l'espoir que je rencontrerai moins de difficultés à l'occasion des 6 autres ultramarathons[59].

Ma femme et moi prenons la direction de la Principauté de Liechtenstein, le vendredi 13 juin 2014, afin de participer au marathon

---

[59] https://www.sidy42k.com/1-2014-royal-raid-80-km-50-miles-ile-maurice--mauritius-africa.html

qui permet de traverser presque tout le pays. Je l'avais choisi dans le cadre de ma préparation pour mon futur ultramarathon au Népal. Nous observons le soir depuis la terrasse de notre chambre d'hôtel le paysage crépusculaire et le château de Vaduz, bien éclairé, qui surplombe la ville. C'est la résidence de la famille princière. « On se croirait dans un conte de fées », pensai-je.

Nous nous rendons le lendemain matin en bus à la commune de Bendern où auront lieu les départs du marathon et d'une course de 25 km à laquelle ma femme participera. Lorsque j'y vois une personnalité répondre aux questions du maître de cérémonie, je comprends que c'est la Princesse héritière. Et comme je savais que l'on peut rencontrer en ville des membres de la famille régnante et que l'on peut leur parler, je ne résiste pas à l'envie de solliciter, en allemand, une photo avec Son Altesse.

- *Darf Ich ein foto mit Ihrer Durchlaucht haben?*
- *Natürlich !* acquiesça la Princesse avec un très grand sourire[60].

Ma femme nous prend deux photos. Quelques minutes plus tard, Son Altesse tire le coup d'envoi des courses. Je me lance alors sur mon marathon le plus difficile jusque-là que je termine en 5 h 27 dans les montagnes de la principauté. Je participe ensuite sans aucune difficulté, le 28 juin, dans l'ouest de la France à une course qui compte pour mon ultramarathon en Europe[61].

J'arrive à Canberra, le vendredi 1er août, via Dubaï, Singapour et Melbourne, après un trajet de presque 48 h. Je retire mon dossard le samedi matin, près du Mémorial australien de la guerre. Un des organisateurs se propose gentiment de m'accompagner en voiture aux studios de ABC News Radio lorsqu'il a su que je dois y aller pour une interview avec le présentateur Greg Bayliss. Nous nous arrêtons en cours de route afin de prendre des photos de nombreux cacatoès qui se trouvent sur le large terre-plein central de l'avenue Ainslie et sur les trottoirs.

À l'issue de l'entretien en direct, je pars revisiter à pied la capitale fédérale australienne que je connais bien pour y avoir séjourné pendant 3 ans. À mon retour à l'hôtel, en fin d'après-midi, j'aurais dû me reposer

---

[60] https://www.sidy42k.com/14-marathon-de-liechtensteinthe-2014-liechtenstein-marathon.html

[61] https://www.sidy42k.com/2-2014-trail-du-golfe-du-morbihan-56k-france.html

afin de préserver mes forces pour mon ultramarathon en Océanie, mais j'ai envie de me rendre au mont Ainslie, juste avant le coucher du soleil. Je crains toutefois de me retrouver seul sur le chemin à la tombée de la nuit. J'y rencontre heureusement beaucoup de promeneurs et quelques joggeurs. « Si je revenais un jour vivre à Canberra, je ferais certainement comme ces coureurs », pensai-je. Bien que les marsupiaux y soient très nombreux, je n'en vois aucun durant la montée, mais j'en trouve quelques-uns aux abords du sommet, dont une maman kangourou en train de brouter en même temps que le petit qu'elle porte dans sa poche ventrale.

Le thermomètre affiche moins 6 °C, le dimanche 3 août, lorsque nous prenons le départ de l'ultramarathon de 63,3 km, en même temps que les participants aux épreuves de 21,1 km et 42,2 km. Je termine en 7 h 12 les 3 tours du parcours, qui ondule sur les flancs des monts Ainslie et Majura.

J'effectue une ultime ascension du mont Ainslie le lendemain à l'aube, dans l'espoir de voir davantage de kangourous. Le matin et le soir apparaissent, en effet, comme les moments les plus propices pour aller à leur rencontre. Je fais part à une Australienne, que je rattrape sur le chemin de retour, de mon rendez-vous manqué avec les marsupiaux.

- Bonjour, je viens de terminer sans doute ma dernière visite du mont Ainslie et je suis vraiment déçu de n'avoir trouvé aucun macropodidé. Je prends l'avion dans quelques heures pour rentrer en France.

- J'en avais repéré un troupeau en montant. Je pense qu'ils y broutent encore, répliqua-t-elle.

Quelques centaines de mètres plus bas, la femme me suggère de bien observer vers la droite. J'aperçois d'abord deux marsupiaux, puis d'autres. Ils me jettent un regard de curieux, comme s'ils se demandaient d'où vient ce bipède différent de ceux qu'ils ont l'habitude de voir dans ces contrées. Dès que je tente de m'y approcher, ils s'enfuient à la queue leu leu, me prêtant peut-être des intentions qui ne sont pas les miennes. J'essaie de les arrêter : « Eh ! les amis, ne partez pas, je ne suis pas un mangeur de marsupiaux ; je voudrais juste quelques photos de souvenir avant de prendre la direction de l'autre côté du globe ! »[62]

---

[62] https://www.sidy42k.com/3-2014-bush-capital-bush-ultramathon-633-k-oceania.html

- Monsieur, vous devriez renoncer à votre projet de marche à Dubaï, car il y fait trop chaud en cette période de l'année, me conseilla une hôtesse.

- Merci beaucoup, mais je crois que je vais quand même essayer, insistai-je.

- C'est vous qui décidez, mais je partage totalement l'avis de ma collègue, renchérit une autre.

Je venais d'annoncer, à ces membres de l'équipage de mon vol en provenance de Melbourne, que je profiterai de mon escale de près de 24 h pour visiter à pied la ville de Dubaï. Je n'ignore évidemment pas le risque de choc thermique, d'autant que le thermomètre affichait moins 7 °C, à Canberra, mais le danger se révélera plus sérieux que je l'imaginais. Nous atterrissons à Dubaï, à 5 h 25, au terme de 14 heures de vol. Je prends la ligne rouge du métro, auquel on accède par une passerelle. Les stations et les rames sont climatisées, de sorte que mon premier contact avec la température extérieure n'interviendra qu'à ma sortie. J'aperçois en cours de route la tour Burj Khalifa, la plus haute du monde en 2014, qui trône dans un ciel assez couvert ce matin du 5 août. Je descends à la station Jumeirah Lakes Towers. J'ai alors l'intention de marcher le plus près possible de la mer en direction de l'hôtel Burj Al Arab.

Je commence à suer brusquement, à peine sorti de la station du métro. Je n'ai jamais transpiré aussi intensément de ma vie. Qu'à cela ne tienne, je prends la direction du quartier de Dubaï Marina et j'accède à la plage, pratiquement déserte, par le premier passage public que je rencontre. Je ne peux avancer que lentement, chacun de mes pas s'enfonçant dans le sable fin, mou et épais. J'ai entre-temps perdu tellement de liquide au bout d'une heure que, si je ne me mets pas à l'abri de la chaleur dans les prochaines minutes, je finirai, au mieux dans un service de réanimation, au pire à la morgue.

Je décide alors de rejoindre une station de métro, le plus rapidement possible, afin de retrouver un espace climatisé. Je dispose encore de 1,5 litre d'eau minérale, mais en boire au rythme de la déperdition hydrique me ferait basculer de Charybde en Scylla, en provoquant une hyponatrémie, dont les conséquences peuvent s'avérer aussi fatales que celles de la déshydratation. C'est le début de ma course vitale contre la montre. Je dois d'abord trouver le passage public le plus proche pour sortir de la plage. Je me dirige vers le seul autre humain présent à proximité, un maître-nageur qui m'observait depuis sa cabine couverte.

- Bonjour, monsieur. Je dois rejoindre la station de métro Dubaï Marina. Par où puis-je sortir de cette plage au plus vite ?

- Vous devez retourner sur vos pas jusqu'à la palissade que vous voyez là-bas. Tournez à gauche juste après. Mais d'où venez-vous ?

- Je suis arrivé ce matin d'Australie et je voulais visiter la ville à pied. Je suis Français. Et vous ?

- Je suis Pakistanais.

- Je suis ravi de vous avoir rencontré. Et merci pour vos indications.

- Prenez bien soin de vous !

- Ah ! pourriez-vous me prendre une photo de souvenir ? lui demandai-je.

- Très volontiers, passez-moi l'appareil.

Je me repose quelques instants dans l'ombre du premier immeuble que je rencontre sur mon chemin. La station de métro Dubaï Marina m'attend à quelque 500 mètres. Je mange une poignée de cacahuètes salées, je prends une bonne gorgée d'eau et je poursuis la marche sur le trottoir de droite. Un chauffeur de taxi me fait signe de monter, et, voyant que je décline son offre, il roule au pas à ma hauteur, convaincu que je ne vais pas tarder à changer d'avis, étant donné la quantité de sueur qui coule de mes vêtements. Je traverse la rue à la première intersection afin de chercher la paix sur le trottoir de gauche. D'autres chauffeurs ralentissent et klaxonnent, mais ils ne peuvent pas me suivre, puisqu'ils circulent dans le sens inverse.

Je ressens subitement un très grand froid dès mon entrée dans le hall climatisé au rez-de-chaussée de la station de métro. Je m'installe dans la salle d'attente. Les vêtements trempés me collent à la peau. J'ai des habits secs que je voudrais bien mettre, mais je ne vois aucun local approprié. Je m'essuie à l'aide d'une serviette que je passe sous mon t-shirt. Je mange des cacahuètes salées et je bois de l'eau par petites gorgées. Constatant au bout d'une quarantaine de minutes que je vais beaucoup mieux, je monte au quai du métro pour prendre la direction de la station Burj Khalifa/Dubai Mall. J'accède au centre commercial par une longue passerelle climatisée, puis je me précipite dans les premières toilettes pour me changer.

Je ressemble désormais à un client, mais je suis plutôt un éphémère réfugié climatique qui tue le temps en contemplant les vitrines et autres attractions des lieux. Puis à force de sentir les saveurs qui émanent des nombreux restaurants de toutes nationalités, je finis par avoir faim. Je commande alors un délicieux plat exotique. Après une promenade de près de deux heures, je m'affale dans un confortable fauteuil. Le réveil de mon téléphone portable met fin à mon sommeil à 17 h. Je me rends alors à la tour Burj Khalifa, dont l'accès se trouve dans le sous-sol du centre commercial. Après les contrôles de sécurité et des billets, le groupe de visiteurs de 17 h 30 s'engouffre dans un ascenseur qui mène directement à la plate-forme d'observation, située au 124e étage. Par chance, le ciel s'est entre-temps un peu dégagé, ce qui permet de voir la ville sur 360°. J'ignore totalement à ce stade que je reviendrai un jour à Dubaï pour y courir pieds nus 42,2 km[63].

---

[63] https://www.sidy42k.com/220190125-dubai-marathon---uae.html

Chapitre XII : Chicago 2014

L e vendredi 10 octobre 2014, ma femme et moi partons à destination de Chicago pour y célébrer le 4e anniversaire de mon premier marathon, mais sur des vols différents, car nous évitons de prendre le même avion lorsque les enfants ne voyagent pas avec nous. Mes voisins sont des retraités français et certains d'entre eux participeront, comme moi, au marathon de la métropole du Midwest américain. Je leur annonce qu'une réception, organisée à l'attention des coureurs français et leurs accompagnants, nous attend tous au Centre culturel de Chicago à partir de 18 h.

Je me sens au meilleur de ma forme lorsque je commence le marathon de Chicago deux jours plus tard, mais des maux de ventre à partir du 30e kilomètre me contraignent à ralentir, et parfois à marcher. Je franchis la ligne d'arrivée en 3 h 46[64].

Je retrouve ma femme et nous partons pour une promenade de récupération sur le Lakefront Trail. Nous y rencontrons une famille québécoise : Marianne Paquet, son compagnon et leur enfant. Marianne nous informe qu'elle est aussi une adepte de la course à pied, mais qu'elle hésite encore à se lancer sur la distance de 42,2 km, à cause du fameux mur. Je lui explique alors que ce dernier n'existe pas. Deux semaines plus tard, elle participe avec succès au marathon de Magog, au Québec, et elle en sort comblée. Nous courrons ensemble, quatre années plus tard, le marathon de Montréal[65].

---

[64] https://www.sidy42k.com/21-2014-marathon-de-chicago--2014-chicago-marathon.html
[65] https://www.sidy42k.com/1220182309-marathon-de-montreal.html

Ma femme et moi retrouvons le soir le Lakefront Trail sur la plage de la rue Oak pour nous rendre à pied chez un couple d'amis et anciens voisins de Lincoln Park. Je pense au temps où nous faisions comme les nombreux joggeurs que nous rencontrons sur cette promenade splendide, lorsqu'un jeune homme m'interpelle en français.

- Bonsoir, vous souvenez-vous de moi ? J'ai réussi mon premier marathon, grâce à vos conseils, lança-t-il, en me montrant fièrement sa médaille.

- Félicitations ! Mais avez-vous vraiment suivi mes recommandations ? demandai-je, car je reconnais à sa démarche les signes incontestables du syndrome de l'essuie-glace.

- À vrai dire, pas tout à fait. Et j'ai fini par avoir tellement mal au genou droit que j'ai dû marcher les quinze derniers kilomètres.

Il avait sollicité mes conseils lors de la réception au Centre culturel. Ayant su qu'il ne s'était pas sérieusement préparé, je lui avais suggéré d'alterner 2 miles en courant et 1 mile en marchant. Son histoire me rappelle évidemment ma propre expérience sur le même parcours, ainsi que celle d'un Français de Chicago, qui, à force de voir passer tous les ans des dizaines de milliers de participants au marathon, décida un jour de s'y lancer sans entraînement. « J'avais cru que j'allais y laisser ma peau », m'avait-il confié en aparté lors d'une fête chez lui. La peur qui avait envahi son visage par le simple fait d'évoquer sa mésaventure me dissuada de lui poser des questions sur le sujet. Le corps humain est conçu pour que chaque individu de notre espèce puisse développer ses capacités d'endurance, mais il est indispensable de faire preuve de patience et de prendre le temps de s'entraîner.

Je me rends à Athènes, le vendredi 7 novembre 2014, pour participer deux jours plus tard au marathon de la capitale hellénique dans le sillage de Philippidès et de celui du premier marathon olympique, remporté en 1896 par Spyridon Louis en un temps de 2 h 58 sur une distance d'environ 40 km. Je franchis pour ma part la ligne d'arrivée du marathon d'Athènes, à l'intérieur du stade Panathinaïkos, en 3 h 51[66].

---

[66] https://www.sidy42k.com/24-2014-marathon-dathegravenes--2014-athens-marathon.html

Chapitre XIII : Un ultramarathon sur le mont Shivapuri

Depuis mon choix du Népal pour mon ultramarathon en Asie, j'ai le pressentiment que quelque chose finira bien par tourner mal et que je ne pourrai donc pas terminer, comme je le souhaite, mon nouveau périple des 7 continents par l'Antarctique.

J'arrive à Katmandou, le 1er janvier 2015, en fin de matinée. De jeunes employés de l'hôtel Norbu Linka, situé dans le quartier touristique de Thamel, m'accueillent chaleureusement et commencent aussitôt à plaisanter avec moi.

- Nous vous avons attribué une chambre au 5e et dernier étage avec un accès direct sur la grande terrasse de l'établissement. Voici le costaud qui va vous y porter, vous et vos bagages ! lança celui qui a effectué mon enregistrement.

- J'imagine qu'il pourrait soulever un camion et en publier une vidéo qui le rendrait célèbre sur les réseaux sociaux, répliquai-je sur ce que j'ai compris comme une blague de plus.

- Voilà une très bonne idée, déclara notre hercule, en posant ma grande valise sur son épaule droite et en prenant mon bagage de cabine par la main gauche.

- Voulez-vous me laisser entendre que l'hôtel ne dispose vraiment pas d'ascenseur ? lui demandai-je, en le voyant se diriger vers l'escalier.

- Désolé, mon ami, rétorqua-t-il. Vous ne trouverez pas beaucoup d'ascenseurs à Katmandou, mais vous aviez indiqué votre préférence pour une chambre au dernier étage lors de votre réservation.

- Ne vous inquiétez pas pour moi, car j'adore monter et descendre des escaliers. Donnez-moi un des bagages !

- Pas question ! rétorqua-t-il, convaincu, à son tour, que je plaisantais au sujet de mon affection pour les marches.

Étant donné que j'ai sélectionné cet hôtel par-dessus tout dans le but de tester sur son escalier mes capacités d'endurance en altitude avant de me lancer sur l'ultramarathon, je compte 18 marches jusqu'au 1er étage, puis 16 par niveau. Je me change dès mon arrivée dans la chambre et je descends à toute vitesse les marches, me retrouvant au rez-de-chaussée nez à nez avec tout le personnel présent de l'établissement. Nous sourions tous, mais sans souffler un mot dans un premier temps. Puis l'un d'eux m'interpelle aussitôt que je tourne le dos pour reprendre mon entraînement.

- Vous aimez donc vraiment les escaliers !

- Oui, passionnément ! Pas vous ?

- Comme vous voyez, nous n'avons pas le choix dans cet hôtel.

- Auriez-vous alors une idée du nombre total des marches ?

- Non, monsieur, répondit l'un d'entre eux à l'issue d'un échange de regards avec ses collègues.

- J'ai compté exactement 82 marches !

Je réussis à effectuer au total 25 allers-retours, ponctués de pauses sur la terrasse afin de récupérer mon souffle. Qu'adviendra-t-il lors du Katmandu Ultra (50 km) dans le Parc national de Shivapuri ?

Le risque d'attraper le mal aigu des montagnes me hante depuis mon inscription à cette course. Son parcours commence en effet à 1 656 mètres d'altitude et comporte un dénivelé de près de 3000 mètres. J'ai déjà effectué 102 marathons et ultramarathons, mais jamais à une altitude proche de celle du Shivapuri. Je m'y suis préparé comme j'ai pu, en participant à 3 marathons de montagne au cours de l'été 2014, à savoir le marathon du Liechtenstein, le marathon des Oussaillès du Couserans et le marathon de Monschau, en sus de l'ultramarathon à Canberra. Mais comme parmi ces 4 courses, seul le parcours du marathon du Liechtenstein atteint une altitude de 1700 mètres, je me retrouve bien en terrain inconnu au Népal.

Lorsque je me réveille vers 4 h du matin, à cause du décalage horaire, plutôt que d'essayer vainement de prolonger mon sommeil, j'effectue une deuxième séance d'entraînement sur l'escalier et j'arrive de nouveau à un total de 2 050 marches, en marquant moins de pauses que la veille, ce qui me rassure quelque peu, mais j'éprouve subitement un autre souci en contemplant Katmandou depuis la terrasse, à 5 h 30. Cette partie de la ville se trouve dans l'obscurité. Or c'est pourtant à la même heure que je dois sortir le lendemain à la recherche de l'endroit d'où partira la navette qui transportera les coureurs de l'ultramarathon jusqu'à l'entrée du Parc national de Shivapuri. Je me dirige vers la réception de l'hôtel.

- Je dois absolument me rendre au Shivapuri demain à 6 h du matin. J'espère que vous pourrez m'aider.

- Souhaitez-vous que l'on vous réserve un taxi ou que notre chauffeur vous y emmène ?

- Je préfère votre chauffeur.

- Ce sera pour 850 roupies.

- C'est très bien, merci !

Je descends de ma chambre le lendemain à 5 h 30 avec mon sac à dos. Je bois rapidement un thé vert au restaurant, je m'adresse ensuite au personnel de la réception.

- Il n'est pas encore 6 h, mais je voudrais dans la mesure du possible partir dès maintenant.

- Pas de problème, le chauffeur vous attend dans la voiture.

Le chauffeur s'arrête au bout d'une vingtaine de minutes dans la commune de Budhanilkantha, juste après une patte-d'oie. Il échange quelques mots en népalais avec un chauffeur de taxi, puis il fait marche arrière pour prendre l'autre direction. J'en déduis qu'il ne sait pas très bien comment arriver à l'entrée du parc, contrairement à ce qu'il m'avait assuré. Il sollicite de temps à autre de l'aide auprès des riverains, qui lui répondent de continuer tout droit. Il s'arrête à la fin de la rue et va s'adresser en népalais à un groupe de gens qui attendent à côté de deux véhicules stationnés sur un petit parking. Je pousse un «ouf» de soulagement en constatant qu'ils ne comprennent pas le népalais, car des étrangers dans cet endroit, à cette heure-là, sont certainement des participants au Katmandu Ultra. Me voilà donc finalement à bon port.

L'organisateur des courses, Richard Bull, nous rejoint quelques instants plus tard et distribue les dossards. Il conseille ensuite à tous les participants non professionnels aux distances de 50 km ou de 80 km de prendre le départ anticipé à 6 h 50. Ceux des épreuves de 11 km et de 27 km peuvent en revanche attendre.

J'arrive, au bout de 2 h de montée, au premier pointage situé aux environs du kilomètre 12. Je prends quelques photos de Katmandou, que j'aperçois de loin dans la vallée, puis j'entame la partie la plus difficile du parcours, à savoir celle qui mène au sommet du Shivapuri, à plus de 2 700 mètres d'altitude. Je ne vois plus personne depuis plus d'une heure et j'imagine qu'à ce stade, chacun de nous avance désormais en solitaire quelque part dans la montagne. Sur la douzaine de coureurs qui ont choisi le départ anticipé, seulement 2 filles sont derrière moi : la Japonaise Emi Abe et l'Indienne Arpita Maitra.

Le sort de ma course se joue en principe ici, sur cette ascension, car, si je parviens au pic du Shivapuri sans trop souffrir, je devrais pouvoir continuer jusqu'à la ligne d'arrivée. J'avance péniblement sur les marches taillées dans la roche, en m'arrêtant maintes fois afin de reprendre mon souffle. Mon rythme cardiaque s'accélère subitement lorsque j'entends des bruits de pas très rapides derrière moi. Comme je sais que l'ours à collier du Tibet et le léopard indien font partie de la faune locale, c'est avec un grand soulagement que je découvre deux Népalais en train de me rattraper à vive allure. Je me mets immédiatement sur le côté pour laisser le passage aux champions qui se disputent la première place de leur épreuve.

Tous les autres coureurs professionnels me dépassent également au cours de l'ascension. Ils sont de toute évidence pour la plupart dans leur milieu d'entraînement et de compétition. J'entends plus tard des voix humaines qui me semblent celles des volontaires chargés d'effectuer le deuxième pointage. Mais ce sont de jeunes gens qui passent du temps à côté d'un grand rocher. Leur présence à cet endroit, si loin des zones habitées, m'intrigue, à moins qu'ils ne viennent d'un village caché dans les environs.

Lorsque j'atteins finalement le sommet du Shivapuri, je découvre l'impressionnante statue du Shivapuri Baba. Après une pause de quelques minutes pour savourer ce moment et admirer le magnifique paysage sur 360°, je reprends la course avec la détermination pour tenir jusqu'au bout. En arrivant à l'endroit où le parcours de l'épreuve de

27 km se sépare de ceux de 50 km et de 80 km, je vois un coureur étranger assis à côté de la piste. Je l'aborde en anglais.

- Bonjour, auriez-vous besoin d'aide ?

- Bonjour, je ne sens pas bien. Je participe à la course de 50 km, mais je vais abandonner et suivre le parcours de l'épreuve de 27 km.

- Je m'appelle Sidy.

- Moi, c'est Thierry.

- Ah, c'est toi donc, l'autre Français du groupe, continuai-je en français.

- Oui, c'est moi.

- Thierry, je te suggère de courir avec moi. Nous avons déjà réussi le plus difficile. Nous arriverons ensemble au but.

- C'est en fait mon premier ultramarathon.

- Raison de plus pour ne pas abandonner !

Thierry Massa accepte ma proposition. C'est dans le noir et sous la 3e averse de la journée que nous franchissons ensemble, en 11 h 11, la ligne d'arrivée du Kathmandu Ultra. En apercevant les lueurs de nos lampes frontales, Richard et une autre personne nous tendent le ruban pour nous accueillir comme si nous étions les vainqueurs. Richard nous informe ensuite que la Japonaise a abandonné la course et qu'elle est déjà de retour, mais qu'il se fait en revanche des soucis pour la participante indienne qui se trouve quelque part après le dernier pointage. Arpita termine courageusement l'ultramarathon en 12 h 25, saine et sauve. Le 4 janvier 2015, j'embarque à bord d'un vol à destination de Doha où je prends la correspondance pour Paris. Le 25 avril, soit 112 jours plus tard, un terrible tremblement de terre endeuille le Népal et sa capitale[67].

---

[67] https://www.sidy42k.com/5-2015-kathmandu-ultra-50-km-nepal-asia.html

Chapitre XIV : Le cap des 100 marathons

Au soir de mon premier marathon, je ne croyais pas du tout pouvoir en effectuer une centaine au cours du reste de ma vie. Je m'en voulais un peu d'avoir attendu si longtemps. Et voilà que mon cheminement ordinaire, quoique statistiquement encore quelque peu atypique, m'a finalement très vite rapproché de ce cap.

Je me rends à Orlando le 9 janvier 2015, via Miami, pour y participer deux jours plus tard à mon 99e marathon. Le départ du marathon de Disney intervient par vagues successives, à partir de 5 h 30 du matin, au parc Epcot où se situe également la ligne d'arrivée. À l'instar de très nombreux coureurs, je fais plusieurs fois la queue pour des photos avec les personnages de Disney présents tout au long du parcours qui passe par les autres parcs, les stades et le circuit automobile. Ce marathon féerique est probablement le seul auquel on participe sans avoir vraiment l'impression de courir 42,2 km[68].

J'arrive à Nassau le vendredi suivant, 16 janvier, à bord d'un vol en provenance de Londres. Un orchestre nous accueille dans le hall de contrôle d'immigration avec une mélodie tropicale qui donne envie d'y rester très longtemps, mais les formalités se déroulent rapidement.
Un communiqué du marathon des Bahamas, publié quelques jours auparavant sur leur site, avait annoncé mon choix de leur pays pour

---

[68] https://www.sidy42k.com/1-2015-walt-disney-world-marathon-floride.html

atteindre le cap symbolique de 100 marathons. Un club, fondé en février 2014 sous le nom de Marathon Globetrotters, avait aussi prévu d'y tenir, à cette occasion, sa première réunion annuelle. Je venais juste d'adhérer à ce club, ouvert à ceux et celles qui ont couru des marathons ou des ultramarathons dans au moins 10 pays ou territoires inscrits sur la liste établie par l'Organisation internationale de normalisation (OIN) sur la base de la norme ISO 3166. Lorsque j'arrive le samedi dans l'après-midi au retrait des dossards, je découvre très agréablement qu'ils m'ont réservé le numéro 100.

Nous prenons le lendemain matin le départ de la course dans des conditions plutôt agréables pour un marathon tropical, car nous profitons de la nuit et d'une température de 22 °C. La situation devient toutefois plus difficile dès le lever du soleil, surtout pour les personnes en provenance de l'hiver européen ou nord-américain, puisque le thermomètre monte rapidement jusqu'à 26 °C à l'ombre. Je voudrais pourtant célébrer mon 100e marathon en arrivant parmi les trois premiers de mon groupe d'âge. Ce qui me permettra, pensais-je, de rentrer à la maison avec un joli trophée en coquillage fixé sur un bois sculpté, que l'on voit sur des photos du site officiel du marathon. Étant donné les résultats des années précédentes, l'objectif semble a priori à ma portée, mais certains membres du nouveau club nourrissent sans doute la même ambition que moi.

Des marathoniens d'un certain âge éprouvent en effet une plus grande fierté à terminer parmi les premiers de leurs groupes, comme pour contrer la perception, négative en Occident, de l'inéluctable vieillissement. « J'ai battu tous les gens de mon groupe, je me sens fort comme un jeune homme », peuvent-ils penser. Peu importe que la victoire soit acquise d'avance, comme lorsqu'un participant se retrouve seul dans son groupe, ce qui arrive dans certains petits marathons exotiques. Mais à l'instar de cette édition du marathon de Bahamas, les concurrents y sont parfois nombreux. On assiste alors à un combat subtil, mais sans merci, entre grands-pères. Cela n'a, à mon avis, pas de sens, car courir des marathons à plus de 50 ans est la meilleure démonstration de vitalité à un moment où des milliards d'humains plus jeunes ne peuvent même pas tenir sur une distance de 10 km.

Comme tout le monde se croise à un moment ou à un autre sur le parcours du marathon, qui consiste essentiellement en un aller-retour sur Bay Street, chacun de nous peut estimer son éventuel classement dans son groupe, en identifiant ses concurrents potentiels sur la base de leurs apparences physiques. Arthur Brooks, qui semble appartenir à mon groupe, me rattrape vers le 22ᵉ kilomètre. On échange quelques mots, puis il accélère. Je pourrais le suivre, mais je préfère laisser filer une chance d'obtenir un trophée plutôt que de risquer ma santé aux Bahamas. Je retrouve plus tard Arthur, vers le 37ᵉ kilomètre, car il avance désormais moins vite, sans doute à cause de la fatigue. Il tente de me devancer de nouveau, mais il finit par y renoncer. Je termine, en 3 h 55 et à la 2ᵉ place de mon groupe, cette édition du marathon des Bahamas. Arthur ne peut s'empêcher de me poser la question indiscrète, lorsqu'il me rejoint dans la zone d'arrivée.

- Sidy, quel âge as-tu ?

- Dis-moi le tien, d'abord !

- J'ai 62 ans.

- J'ai donc une bonne nouvelle pour toi, Arthur. Nous n'appartenons pas au même groupe, j'ai 59 ans.

Je m'attendais au trophée en coquillage, mais je découvre que ce dernier récompense les vainqueurs de chaque groupe et que je dois me contenter d'une cloche de vache, en l'occurrence la Bahamian Cowbell, qui est un instrument de la musique Junkanoo. Et nous nous trouvons à plage de Junkanoo, où un groupe de musiciens, arborant des costumes de parade resplendissants, se laissent joyeusement prendre des photos-souvenirs avec les finishers du marathon[69].

---

[69] https://www.sidy42k.com/2-2015-bahamas-marathon.html

Chapitre XV : Un vendredi 13 au bout du monde

Depuis l'annulation du marathon de New York, en novembre 2012, la chance m'a toujours accompagné jusqu'à maintenant. En dépit des grèves, des intempéries, de quelques blessures et d'autres contretemps, j'ai réussi à effectuer toutes les courses auxquelles je me suis inscrit.

Je participe, le 10 février 2015, au marathon international de Torcy, que je remporte modestement en 4 h 5. C'est la première fois que je gagne un marathon. La course organisée à la base de loisirs de Vaires-Torcy, en région parisienne, compte pour l'étape européenne d'un tour des 7 continents en 7 marathons (ou semi-marathons) en 7 jours, baptisée « le triple 7 ». Les 35 vaillants globetrotteurs avaient couru deux jours plus tôt leur premier marathon à Melbourne (Australie), puis un autre à Abu Dhabi (EAU) le lendemain, avant d'embarquer sur un vol de nuit à destination de Paris-Charles de Gaulle. Quant à moi, je venais tout frais de mon domicile[70].

Ils courront un marathon à Carthage (Tunisie), puis un marathon à New York. Ils prendront ensuite la direction de Santiago du Chili, où je compte les retrouver le vendredi 13 février, car je voudrais participer avec eux au marathon de la Croix du Sud qui se tiendra à Punta Arenas dans la soirée. Mais cela implique que je puisse changer à Santiago du Chili mon billet afin de les rejoindre sur leur vol à destination de Punta

---

[70] https://www.sidy42k.com/3-2015-torcy-international-marathon.html

Arenas, qui décollera à 11 h 20 alors que mon vol en provenance de Paris-Charles de Gaulle n'y atterrira que quelques dizaines de minutes plus tôt. La cause semble donc perdue d'avance, mais je crois à ma chance. Si je réussis, cela restera un petit bonus, puisque j'effectue ce second voyage au bout du monde pour y conclure mon tour des 7 continents en 7 ultramarathons.

- J'ai un billet pour le vol de 20 h 15 à destination de Punta Arenas, mais je voudrais partir sur celui de 11 h 20 ; je dois absolument arriver à Punta Arenas cet après-midi, annonçai-je au guichet de la compagnie aérienne, à Santiago du Chili.

- Le vol affiche complet, monsieur, mais c'est bien votre jour de chance, car un passager vient juste de se désister. Si vous payez cette somme, je vous délivre sur-le-champ votre carte d'embarquement.

Mon interlocuteur me présente le montant affiché sur l'écran de sa calculatrice : 198 000 pesos, soit quelque 300 euros. Je suis surpris de constater que les frais de changement de vol sont beaucoup plus élevés que le prix du billet aller-retour. J'accepte pourtant au bout de quelques secondes de réflexion, ravi de pouvoir rejoindre les membres du triple 7 qui font déjà la queue pour l'embarquement.

En me voyant prendre des photos aériennes des Andes, le passager assis juste derrière moi et qui semble connaître tous les glaciers et volcans de la région me décrit en anglais le paysage magnifique que nous survolons.

- Votre expertise sur les Andes me laisse penser que vous venez de la patrie d'Alexander von Humboldt, l'interrompis-je.

- Oui, je suis Allemand et professeur de géographie. Les rangées du fond de l'avion sont les moins confortables, mais je suis sur le meilleur siège pour contempler les Andes.

- Moi, je n'aime pas voyager côté fenêtre, mais je n'ai pas eu le choix. J'apprécie toutefois le fait de me retrouver aux premières loges pour admirer les Andes en compagnie d'un excellent guide.

- Regardez plus loin devant, reprit-il. C'est le Cerro Fitz Roy, appelé aussi Cerro Chaltén, qui culmine à plus de 3 400 mètres d'altitude à la frontière entre le Chili et l'Argentine…

Deux groupes de globetrotteurs se retrouvent à Punta Arenas : celui du triple 7 (groupe 1) et celui du marathon du continent blanc (groupe 2) auquel j'appartiens. Nos marathons sont prévus sur les mêmes parcours, à Punta Arenas et en Antarctique, mais à des dates séparées et sous des noms différents, selon un calendrier bien précis. Le 13 février, les membres du groupe 1 et certains du groupe 2 participent au marathon de la Croix du Sud (marathon ou semi-marathon) dans la ville la plus australe de la terre ferme des Amériques. Ceux du groupe 1 arrivent le lendemain par la voie aérienne tôt le matin en Antarctique, prennent part au marathon des manchots (marathon ou semi-marathon) et passent la nuit là-bas dans des tentes. Ceux du groupe 2 y débarquent à leur tour le 15 février, courent le marathon du continent blanc (ultramarathon, marathon ou semi-marathon) et dorment également sur place. L'avion, qui ramène le même jour le groupe 1 à Punta Arenas, revient le 16 février pour chercher le groupe 2. Et si tout se passe comme prévu, la participation du groupe 2, le 18 février, au marathon de Punta Arenas (ultramarathon, marathon ou semi-marathon) conclut la partie sportive du programme des globetrotteurs.

Nous sommes quelques membres du groupe 2 à prendre avec ceux du groupe 1, le vendredi 13, à 18 h, le départ du marathon de la Croix du Sud sous des températures idéales et sans les rafales qui soufflent habituellement sur les bords du détroit de Magellan. J'effectue toute la course en compagnie d'un Américain, Joe Fernandez, et nous remportons le marathon la main dans la main, en 3 h 58, chacun de nous ayant insisté en vain pour que l'autre franchisse en premier la ligne d'arrivée. Le dernier participant termine le marathon vers 1 h du matin. Nous débordons tous de bonheur. Et nos amis du triple 7 se voient déjà battre plusieurs records dans quelques heures. Superstitieux ou pas, nous venons de réussir un merveilleux bilan d'un vendredi 13 au bout du monde, mais nous exultons peut-être trop tôt[71].

Le vol charter décolle de Punta Arenas à 3 h du matin, le jour de la Saint-Valentin, et met le cap sur l'Antarctique avec à son bord le groupe 1. Jürgen Kuhlmey, qui a célébré son 77e anniversaire la veille, se réveille au moment de l'atterrissage de l'avion. « J'étais surpris de voir des voitures ainsi qu'un aéroport moderne et bien équipé en Antarctique. Je prends joyeusement quelques photos de souvenir, mais je constate, bizarrement, que tout le monde est triste autour de moi »,

---

[71] https://www.sidy42k.com/4-2015-southern-cross-marathon-punta-arenas.html

me confia-t-il plus tard dans le restaurant de notre hôtel, en me montrant ses photos de l'aéroport de Punta Arenas. Jürgen dormait, lorsque le pilote annonça aux passagers, une vingtaine de minutes avant leur atterrissage en Antarctique, qu'il est obligé de faire demi-tour en raison de la soudaine détérioration de la visibilité sur l'île du Roi-George.

C'est le début d'un long cauchemar, ponctué par une série de réunions d'information dans une salle de conférence ou dans le lobby de l'hôtel, au rythme des bulletins météorologiques que la station chilienne à l'île du Roi-George transmet, toutes les six heures, à Punta Arenas. Les membres du triple 7 comprennent que les éléments en Antarctique ont définitivement compromis leur objectif de courir sur les 7 continents en 7 jours. Le marathon de Punta Arenas se tient finalement, le 15 février, par un très mauvais temps et de fortes rafales. Je termine à la première place au classement général de l'épreuve de 50 km, en 5 h 9[72].

Le lendemain, le groupe 1 prend de nouveau la direction de l'aéroport pour un départ prévu à 8 h du matin. Un des participants publie sur les réseaux sociaux une photo de son dossard mis à l'envers dans l'espoir, précise-t-il, de conjurer le mauvais sort. Mais nous apprenons à 11 h 15 que leur vol sera vraisemblablement annulé.

Je pars alors pour un tour en ville, sans aucun but défini. Je m'installe sur un banc situé sur le trottoir de l'artère commerciale Carlos Bories pour écouter un musicien qui chante des mélodies mélancoliques. J'ai envie de raconter mon histoire à une dame, qui vient de s'asseoir à côté. Mais comment réagirait-elle, si je lui disais que j'ai effectué le voyage de Paris jusqu'en Patagonie, et voilà que j'ai un grand problème, à cause d'un manque de visibilité en Antarctique, où je comptais courir une distance de 50 km ?

Elle se serait sans doute éloignée aussitôt, me prenant pour un rescapé de l'asile psychiatrique, qui sombre dans ses hallucinations. Je choisis donc d'éviter de précipiter son départ. Un jeune homme élégamment habillé, du genre de ceux qui se présentent à un premier rendez-vous galant, la rejoint quelques minutes plus tard.

Je laisse la place aux amoureux et je retourne à l'hôtel où j'arrive en même temps que les coureurs du groupe 1, qui reviennent de l'aéroport.

---

[72] https://www.sidy42k.com/6-2015-punta-arenas-ultramarathon-chile-south-america.html

Nous nous contentons d'échanger des regards en silence. Je rentre dans ma chambre pour contempler le détroit de Magellan à travers la grande baie vitrée. Il fait de nouveau très beau à Punta Arenas. J'aperçois de loin la silhouette de Terre de Feu. L'Antarctique nous attend plus au sud, sans que l'on sache si nous serons un jour au rendez-vous.

Nous nous retrouvons à 20 h dans le hall de l'hôtel pour une nouvelle réunion d'information. Steve Hibbs prend la parole. « Je viens d'apprendre de la compagnie aérienne qu'aucun vol ne pourra partir au cours des prochains jours, à moins que les prévisions météorologiques en Antarctique ne changent, ce qui peut aussi arriver à tout moment. ». Son intervention ne suscite aucune réaction, tellement tout le monde est résigné.

Ce n'est pas la première fois que le continent blanc pose de sérieux soucis à des marathoniens. En 2001, par exemple, le bateau qui transportait les participants au marathon de l'Antarctique ne parvint pas à accoster sur l'île du Roi-George, malgré tous les efforts et l'ingéniosité de l'équipage, comme le raconte le magazine Runner's World : « Le vent ne montrant aucun signe de répit, un membre de l'équipage décida de prendre les choses en main lors du déjeuner de samedi. Invoquant une vieille tradition de marins de faire flotter des sous-vêtements féminins sur le mât pour conjurer le mauvais temps, Gustavo Papazian plaida pour la cause et sollicita des dons. En milieu d'après-midi, plusieurs petites culottes ondulaient dans le vent. » Peine perdue, ils finirent par courir le marathon sur les ponts du navire[73].

Le souvenir de leur histoire m'inspire soudainement une idée. Je vais chercher dans ma chambre le porte-bonheur que la guide chinoise m'avait offert à Pékin et que j'emporte toujours avec moi lors de mes voyages. Je le présente à mes compagnons d'infortune afin de créer une certaine distraction et de susciter, si possible, un peu d'espoir. « Grâce à ce porte-bonheur, nous partirons bientôt pour l'Antarctique et tout se passera bien », plaisantai-je. Je ne me considère pas comme un superstitieux. Étant donné toutefois les circonstances, je ne peux m'empêcher de penser que l'amulette orientale pourrait réussir là où les petites culottes occidentales avaient échoué.

---

[73] *Whistling Up the Wind:*
https://www.runnersworld.com/advanced/a20836924/whistling-up-the-wind/

Ayant appris l'existence de deux places disponibles pour partir avec le groupe 1 en Antarctique, je fais part à Steve et à une fille de son équipe, Colleen, de mon souhait de rejoindre ce groupe. Colleen me suggère d'aller attendre la confirmation dans ma chambre, où je retourne contempler de nouveau le détroit. Soudain, le téléphone sonne. « Sidy, nous te transférons sur le premier vol ! »

Je remercie Colleen de tout mon cœur, ravi de rejoindre mes amis du triple 7. Nous avons couru deux fois ensemble, à Torcy et à Punta Arenas, et je nous vois déjà réitérer l'expérience en Antarctique.

- Maintenant que j'ai rejoint votre groupe, nous allons partir à destination de l'île du Roi-George, participer à nos courses et revenir sains et saufs, leur annonçai-je, sur le ton de la plaisanterie.

- Je l'espère, répondit une fille.

Une réunion d'information ou plutôt de crise est organisée plus tard dans la journée. Steve a fait venir à cet effet le responsable et un pilote de la compagnie aérienne, car les nouvelles que l'on s'apprête à nous communiquer ne sont pas agréables du tout.

- Nous faisons face à une situation météorologique exceptionnellement défavorable sur l'île du Roi-George, en cette saison de l'année, et les perspectives pour les prochains jours ne semblent guère encourageantes, annonça le chef de la compagnie.

- Nous avons pourtant vu sur internet des prévisions plutôt bonnes pour jeudi, rétorqua une fille.

- Je ne prends pas mes décisions en fonction des prévisions que l'on peut trouver en ligne, précisa le pilote. Je suis en contact direct avec nos météorologues sur l'île du Roi-George et avec ceux d'ici, à Punta Arenas. L'autorisation des vols dépend des données qu'ils collectent.

- Est-ce qu'un avion a pu se rendre ces jours-ci à destination de l'île du Roi-George ? demanda une autre fille, bien renseignée.

- Oui, confirma le pilote. Mais c'est un petit appareil, plus facile à manœuvrer du fait de sa très faible vitesse d'approche. Je ne vais pas tenter un atterrissage sur une piste courte avec un avion de 40 tonnes, si je n'ai pas une visibilité d'au moins 800 mètres, sauf à vouloir finir dans les eaux glaciales du continent blanc.

- De combien d'avions disposez-vous ? Pourrait-on voyager avec une autre compagnie ou sur des appareils militaires ? lancèrent pêle-mêle plusieurs personnes.

- Nous avons deux avions identiques qui attendent : un pour vous et un pour un groupe de touristes, expliqua le chef de la compagnie.

- Qu'adviendra-t-il si au bout de notre séjour forfaitaire, ici à Punta Arenas, nous ne sommes toujours pas allés en Antarctique ?

- Nous avons seulement l'obligation contractuelle de vous y emmener dès que la météo le permettra, si vous vous trouvez encore à Punta Arenas ; vous comprendrez que nous sommes dans une situation de force majeure, expliqua le responsable de la compagnie.

- Mes enfants me réclament à la maison, mais je vais rester tout le temps qu'il faudra pour pouvoir effectuer mon 7e marathon, chuchota une participante au triple 7.

- Et pourquoi ce choix ? lui demandai-je.

- Parce que le chiffre 666 [6 marathons en 6 jours sur 6 continents] porte malheur !

Comme je ne connais jusque-là que deux chiffres associés au malheur, à savoir le 13 en Occident et le 4 en Chine, j'aurais souhaité qu'elle me parle du 666, mais une autre fille pose au même moment une question a priori vitale.

- Si nous arrivons finalement à l'île du Roi-George, mais qu'ensuite nous y restons bloqués pendant très longtemps, pouvez-vous nous garantir suffisamment de nourriture pour y survivre ?

- Oui, nous avons prévu les provisions nécessaires, déclara le chef de la compagnie aérienne.

La question me rappelle aussitôt la fin tragique de l'expédition du Britannique Robert Falcon Scott en Antarctique. Après avoir découvert en arrivant au pôle Sud que l'expédition concurrente du Norvégien Roald Amundsen y était arrivée 5 semaines plutôt, le 14 décembre 1911, Scott et ses quatre compagnons moururent de faim sur le chemin de retour[74].

La compagnie aérienne se veut rassurante, mais le manque de précision ne peut que renforcer les inquiétudes. Je revois rapidement le processus biochimique de la mort par inanition. Notre corps utilise d'abord les glucides disponibles comme source d'énergie. Il attaque ensuite les lipides qu'il convertit en glucides. Et lorsque les réserves de

---

[74] https://en.wikipedia.org/wiki/Terra_Nova_Expedition

graisse s'épuisent, l'organisme commence à consommer les protéines, en particulier celles des cellules musculaires, afin de maintenir les fonctions vitales. En l'absence d'apport énergétique extérieur, le processus se termine par le décès de l'individu. Et étant donné mon indice de masse corporelle, je pourrais bien figurer parmi les premiers à succomber en cas de disette, à moins que le froid ne m'emporte prématurément.

- Si le groupe 1 ne part demain mercredi, le groupe 2 deviendra prioritaire. C'est une décision difficile à prendre, mais que j'assume, indiqua Steve en guise d'introduction d'une nouvelle réunion.
- Ce n'est pas juste, nous avons droit à une chance, protesta quelqu'un du triple 7.
- Vous avez eu votre chance, vous êtes même allés en Antarctique, mais, malheureusement, l'avion n'a pas pu atterrir, répliqua Steve.
- Ce n'est pas normal que les gens du groupe 2 partent avant nous, insista une autre fille.
- Ils ont été patients pendant tous ces jours. C'est normal qu'ils puissent eux aussi avoir leur chance, répondit Steve.
- Nous ne devrions pas nous laisser entraîner dans le jeu d'un groupe contre l'autre, nous sommes tous victimes de la malchance, annonçai-je pour essayer de calmer les esprits.
Les membres du groupe 2 partent le matin du 18 février pour une excursion au parc national Torres del Paine. Quant à nous autres, la journée nous réserve d'intenses émotions, car voilà que l'on nous annonce tout d'un coup que nous pourrions nous rendre en Antarctique dans l'après-midi. L'horizon semble s'éclaircir comme par hasard, juste à temps pour permettre aux participants au triple 7 de courir sur le dernier continent. Nous voulons bien croire à une heureuse coïncidence, mais ne s'agirait-il pas d'une prise de risque avec les conditions météorologiques ?
Étant donné que nous connaissons des exemples qui se sont mal terminés, y compris sur la piste sur laquelle notre avion doit atterrir, nous sommes tous tellement inquiets que nous nous limitons à des échanges de regards très expressifs, du genre :
- Ressens-tu la même appréhension que moi ?
- Oui, mais nous devons y aller et j'espère seulement que nous nous en sortirons et que nous retrouverons nos proches dans quelques jours.

Mais pourquoi des adultes de différentes professions en provenance d'Afrique, d'Amérique du Nord, d'Amérique du Sud, d'Asie, d'Europe et d'Océanie partagent-ils en Patagonie la même détermination d'aller jusqu'au bout, nonobstant le risque de ne plus jamais revoir leurs proches ?

L'*homo sapiens* aime bien se croire le maître suprême de ses décisions en toutes circonstances, mais il se trompe. L'unanimité de notre réaction peut sembler de prime abord contraire à l'entendement et à la raison, mais nous nous trouvons dans une de ces situations, dans lesquelles le cerveau reptilien reprend les commandes, parce qu'il estime que la survie de l'individu ou de l'espèce est dangereusement menacée.

« Vous devez absolument effectuer la chasse pour rapporter à manger à votre tribu et surtout aux enfants », a-t-il ordonné en substance. Des individus qui essaient, avec ou sans succès, d'empêcher arbitrairement un marathonien de participer à une course, à laquelle il est inscrit, commettent donc une ignoble atrocité.

Nous partons à 14 h à bord de deux autocars en direction de l'aéroport où nous rencontrons à l'enregistrement les touristes qu'un navire de croisière attend depuis plusieurs jours à l'île du Roi-George. Nous recevons tous des plaques identiques qui servent de cartes d'embarquement, puis nous passons au contrôle de sécurité.

- Sidy, les responsables de la compagnie doivent avoir la certitude que les conditions météorologiques sur l'île du Roi-George sont absolument favorables, puisqu'ils y envoient leurs deux avions en même temps, me chuchota Brent Weigner, un Américain qui sillonne le monde pour courir des marathons.

- Je l'espère bien, Brent, surtout pour les touristes, nous-mêmes et nos familles respectives, répliquai-je, en posant ma main droite sur son épaule.

Le vol DAP 400 décolle à 16 h 51 avec à son bord le groupe de touristes. Notre avion, assurant le vol DAP 401, part à son tour à 17 h 13, et atterrit 2 heures plus tard sur la piste de la base aérienne chilienne, puis il stationne tout près d'un avion militaire endommagé lors de son atterrissage sur la même piste, le 27 novembre 2014. L'autre appareil de la compagnie se trouve également à proximité. Steve débarque le premier afin de donner une accolade au pied de la passerelle à chacun de nous. Nous y sommes sains et saufs, enfin une bonne nouvelle. Et comme mon téléphone portable capte le signal à cet endroit de l'île, j'en profite pour envoyer aussitôt un message à ma femme pour l'informer que le voyage s'est bien déroulé.

Les touristes rejoignent immédiatement le paquebot qui se trouve à quai, à quelques centaines de mètres. Après une attente dans le froid, qui me semble interminable, on nous invite à marcher jusqu'à une tente installée à environ 800 mètres de là, où nous patientons de nouveau le temps que les personnes de la compagnie aérienne, chargées de la logistique, nous dressent les tentes, 2,4 km plus loin, en direction de la base chinoise, Grande Muraille. J'ai tellement froid que je ne sens plus mes pieds ni mes mains au moment de nous diriger vers le campement, ce qui me fait craindre les gelures, surtout pendant mon sommeil.

Je partage une tente avec Joe Fernandez. Chaque participant reçoit un tapis très confortable. J'avais prévu un deuxième afin de renforcer l'isolement du sol, mais j'ai dû le laisser à Punta Arenas, à cause du manque de place dans ma valise. Je porte plusieurs vêtements et accessoires, à savoir 2 pantalons collants, 2 t-shirts, 2 vestes, un poncho, 2 paires de chaussettes, un bonnet et une écharpe. Je m'installe ensuite dans le sac de couchage le plus chaud que j'avais pu trouver à Paris.

- C'est la première fois que je vais passer une nuit dans une tente et l'histoire a voulu que ce soit en Antarctique, confiai-je à Joe.

- Moi, j'ai déjà campé à plusieurs occasions, répliqua-t-il.

- Mais pendant mon enfance, je dormais souvent à la belle étoile, dans l'habitat naturel de l'*homo sapiens*, continuai-je.

- Et je constate que mon *homo sapiens* ne semble pas apprécier la pitance en Antarctique ! plaisanta Joe, en me voyant ranger ma ration alimentaire.

- Tu veux dire, moi ?

- Oui, toi !

- Ah ! je n'en ai aucune envie.

Je me demande si Joe m'a cru, car j'ai évidemment faim et soif. Et quand bien même ce ne serait pas le cas, je devrais me nourrir pour mieux affronter le froid et l'ultramarathon. Si j'évite de m'alimenter, c'est parce que je souhaiterais utiliser le moins possible les toilettes en Antarctique, en espérant que l'avion reviendra nous chercher le lendemain.

L'organisation de visites touristiques ou sportives en Antarctique est soumise à des conditions strictes, censées garantir le respect des stipulations du Traité sur l'Antarctique et de son protocole relatif à la protection de l'environnement. Nous ne devons laisser sur place aucun déchet, de quelque nature que ce soit. On nous rappelle, comme en 2014, que nos urines et nos matières fécales voyageront avec nous à destination de Punta Arenas et y seront remises au service compétent de la ville. Nous disposons de deux tentes d'aisances à l'intérieur desquelles on ne trouve toutefois qu'un seau blanc, destiné au recueil des urines, et une chaise spécialement aménagée pour permettre de déféquer directement dans un sac-poubelle que celle ou celui qui en fait usage doit ensuite faire entrer dans un tube en plastique d'une dizaine de centimètres de diamètre. Chacun doit également vider ses urines dans un baril muni d'un entonnoir.

Lorsque l'on nous réveille à 4 h du matin, je constate avec un grand soulagement que je n'ai plus froid aux pieds ni aux mains. Le responsable de la logistique, Don Alejo, nous convoque quelques minutes plus tard pour nous incriminer, en exhibant trois pièces à conviction : un sac-poubelle, en forme d'une grosse boule, rempli de selles ; un entonnoir bouché par du papier hygiénique ; et un seau à moitié rempli d'urine. Nous formons un demi-cercle devant l'homme à la très longue barbe blanche encore silencieux en attendant que Steve nous rejoigne.

- Steve, je vous attends ! lança-t-il d'une voix qui rappelle celle d'un baryton.

- J'arrive ! répondit Steve depuis sa tente.

Don Alejo reprend la parole dès qu'il aperçoit Steve. Ses collaborateurs ont réussi dans l'intervalle à déboucher l'entonnoir.

- Il y a des règles à respecter en Antarctique, à moins que vous ne souhaitiez fermer la voie à tous ceux qui envisageront de courir sur cette île. Suivez bien ma démonstration ! Voici un premier problème : comment voulez-vous faire entrer ce gros sac d'excréments de plusieurs personnes dans ce tube ?

Après nous avoir montré comment manipuler le sac en plastique destiné aux selles, il vide soigneusement les urines dans le baril, en rappelant fermement l'interdiction de jeter du papier de toilette dans le sceau.

- Avez-vous tous bien saisi les règles ? demanda-t-il.

- Oui monsieur ! cria tout le monde en anglais.

Nous avons quitté nos proches et notre confort, déboursé des milliers de dollars ou d'euros, et effectué de très longs voyages sur la planète pour nous laisser docilement morigéner en Antarctique, comme des enfants, à propos d'une histoire d'urines et d'excréments.

Nous espérons au moins que, finalement, tout est entré dans l'ordre, mais nous nous retrouvons de nouveau devant Don Alejo : quelqu'un a osé balancer du papier de toilette dans le seau et, plus grave encore, la personne en question n'a pas vidé son urine. L'impact du dernier courroux de Don Alejo est immédiat et sans équivoque : tout le monde a cette fois bien compris. On oublierait presque la raison de notre présence sur l'île du Roi-George.

Du fait de la mixité de notre groupe et contrairement à ce qui était prévu, les 3 épreuves du marathon du continent blanc et les 2 courses du marathon des manchots vont se dérouler en même temps, ce 19 février 2015. Le départ des 5 courses a lieu à 5 h du matin, près du campement. Je me retrouve très vite relégué en queue du peloton. N'ayant rien mangé depuis notre descente de l'avion, mon organisme semble avoir consacré toutes mes réserves d'énergie, immédiatement disponibles, à ses efforts destinés à maintenir la température de mon corps à 37 °C. C'est la première fois que j'ai tant de mal à démarrer lors d'une course, mais je reste confiant sur mes chances de boucler les 50 km de l'ultramarathon.

Nous prenons d'abord la direction de la base aérienne. Deux Chiliens chargés du pointage nous attendent devant la tente, dans laquelle nous avions patienté la veille, que nous contournons pour revenir vers le campement. Nous continuons en direction de la base chinoise, Grande Muraille, où deux autres personnes installées dans la cabine d'un engin de travaux publics notent également nos passages. On procède ici au deuxième demi-tour. Les participants à l'ultramarathon doivent effectuer 7 allers-retours, puis un aller-retour entre le campement et la station scientifique chinoise. Je retrouve ma pleine forme au début de mon 3e tour, grâce aux apports caloriques externes. Je commence alors à dépasser certains coureurs.

Lors de mon 7e aller-retour, je remercie les deux personnes chargées du pointage près de la base aérienne qui éclatent de rire lorsque je leur annonce que je reviendrai sans doute plusieurs fois. Je répète plus tard la « blague » du côté de la base chinoise, ce qui produit les mêmes effets.

Je termine l'ultramarathon à la deuxième place du classement général, en 6 h 8[75].

Étant donné que plusieurs participants n'ont pas encore fini, que je me sens en forme et que nous devons attendre quelques heures avant l'arrivée de l'avion, je préférerais continuer à courir pour réchauffer mon corps plutôt que de rester passif.

- Félicitations, Sidy ! lança Steve en me remettant la médaille.

- Je voudrais maintenant courir le marathon des manchots, annonçai-je.

- Encore un marathon ! s'étonna-t-il.

- Oui, si tu me donnes l'autorisation.

- Le marathon sera peut-être un peu trop, mais, si le semi-marathon te convient, tu peux y aller.

- Deux pour le prix d'un, commenta Ziyad Rahim, fondateur et PDG de Z Adventures.

- Merci à vous deux, j'ai juste besoin d'une pause de 5 minutes, dis-je.

Je vais mettre en pratique les leçons de Don Alejo. Doublement soulagé, physiologiquement et du fait d'avoir réussi à insérer le sac d'excréments dans le tube en plastique, je me présente de nouveau sur la ligne de départ. Je dois effectuer au total 3 allers-retours, puis un petit ajout en direction de la base chinoise. Lorsque j'aperçois Steve, en compagnie des membres de son équipe, en train d'admirer des manchots juchés sur un rocher à une trentaine de mètres du parcours, je formule une nouvelle demande.

- Steve, pourrais-tu me donner l'autorisation d'aller vous rejoindre ?

- Oui, mais à la condition que tu reprennes, après, exactement le même chemin. Non, je plaisante, viens !

Ils me prennent quelques photos avec les manchots, puis j'en prends d'autres avant de retourner sur le semi-marathon des manchots que je termine en 3 h 18[76].

- Je suis désolé pour toi, Sidy, annonça Steve. J'ai déjà distribué toutes les médailles. Je t'enverrai la tienne par la poste.

---

[75] https://www.sidy42k.com/7-2015-white-continent-ultramarathon-king-george-island-antarctica.html

[76] https://www.sidy42k.com/2015-penguin-half-marathon-king-george-island-antarctica.html

- Merci, Steve !

S'en suivent des heures d'attente dans la tente de service du campement. Certains d'entre nous prennent un zodiac pour aller rendre visite à une colonie de manchots, mais, moi, je n'ai aucune envie de sortir, si ce n'est pour rejoindre l'aéroport. Le froid à l'extérieur se montre trop dur pour mon organisme, lorsque je ne cours pas. La visibilité sur l'île commence soudainement à baisser, ce qui suscite des inquiétudes pour l'avion dont l'arrivée est prévue à 17 h avec à son bord les membres du groupe 2. Le temps s'écoule, sans aucune nouvelle de l'appareil. L'impatience monte dans la tente.

- Savez-vous si l'avion a déjà atterri ? demanda un coureur au personnel de service à 17 h 15.

- Il n'est pas encore arrivé, puisqu'il n'est pas passé au-dessus de nous, répondit un des employés.

- Ah, je vois une camionnette en provenance de la base aérienne, annonça un autre.

- L'avion vient de se poser, précisa le chauffeur.

Lorsque je retrouve enfin, à Punta Arenas, ma chambre d'hôtel vers minuit, j'ai du mal à réaliser que j'ai couru un semi-marathon dans un froid glacial, en Antarctique, juste après avoir terminé sur le même parcours un ultramarathon que j'avais pourtant entamé à jeun.

Je me rends avec ma femme, le samedi 7 mars 2015, à une fête de célébration du Nouvel An chinois, organisée dans ma ville à l'initiative d'une enseignante chinoise, madame Li. Je porte pour l'occasion mon t-shirt de finisher du marathon de la Grande Muraille de Chine. Madame Li a généreusement préparé quelques cadeaux, dont l'attribution a lieu par tirage au sort. Chacun des invités prend dans un petit sceau un des bouts de papier fermés, sur lesquels sont inscrits des numéros. Au moment de choisir le mien, madame Li sourit en voyant l'inscription en mandarin sur mon t-shirt qu'elle lit à haute voix et que je répète aussitôt.

La cérémonie officielle commence par une allocution du maire qui rappelle que le jour du Nouvel An chinois était le 19 février et que nous sommes désormais dans l'année de la chèvre de bois. Puis il demande, si quelqu'un dans la salle appartient à ce signe. « Chèvre de bois ! » murmurai-je à l'oreille de ma femme. Je n'en avais jamais entendu parler. Étant donné que personne ne lève la main, il élargit sa question. «Bon, qui connaît son signe dans l'astrologie chinoise ?»

Plusieurs personnes lèvent la main, mais je n'en fais pas partie, car j'ignore mon signe. Madame Li traduit chaque réponse en mandarin et nous demande à tous de répéter après elle, comme dans un cours de chinois. Au moment de la distribution des cadeaux, le maire tire le premier numéro gagnant. «C'est le numéro 13 !» annonça-t-il. Madame Li remet le cadeau au premier chanceux. Je remporte le 4e lot avec le numéro 47. Je me dirige vers madame Li pour recevoir la surprise que je tâte pour essayer de deviner ce qui se cache à l'intérieur de l'emballage.

- Je pense que l'on vient de m'offrir pour la deuxième fois un porte-bonheur chinois ! dis-je à ma femme.

- Où vas-tu le ranger ?

- Je ne sais pas. Pour l'instant, je voudrais d'abord connaître mon signe dans l'astrologie chinoise.

Je réalise plus tard, en consultant sur internet, que je suis né au cours de la précédente année de la chèvre de bois, qui correspond à la période du 24 janvier 1955 au 11 février 1956, et que l'astrologie chinoise est déterminée par les 12 animaux du zodiaque (rat, bœuf, tigre, lapin, dragon, serpent, cheval, chèvre, singe, coq, chien, cochon) et 5 éléments (bois, feu, terre, métal et eau). La combinaison d'un animal et d'un élément qui est toujours soit yin, soit yang ne revient que tous les 60 ans. J'avais donc atteint en Antarctique mon objectif d'un tour des 7 continents en 7 ultramarathons, le 19 février 2015, soit le jour du premier retour de mon signe chinois avec son élément[77].

---

[77] https://www.sidy42k.com/old-ultras.html

Chapitre XVI : Le premier coureur pieds nus d'un marathon battit le record du monde

Le premier coureur pieds nus d'un marathon l'emporta magistralement sur ses concurrents et battit le record du monde, en dépit de circonstances inacceptables créées ou cautionnées par les organisateurs de l'épreuve pour le confondre et favoriser son principal adversaire. Mais le champion podonudiste, qui apporta ainsi au berceau de l'humanité la première médaille d'or olympique, se laissa ensuite convaincre de courir avec des baskets. Il subit plus tard une blessure qui sonna le glas de sa carrière de marathonien. Les chaussures sont le problème, pas la solution. C'est d'ailleurs pour cette raison que de plus en plus de spécialistes recommandent désormais aux parents de laisser les enfants marcher pieds nus, du moins à la maison. Mais ce qui est bon pour les petits l'est également pour les adultes, y compris ceux qui prodiguent les conseils.

Je m'étais initialement inscrit à l'édition 2015 du marathon de Rome pour y courir mon 100e marathon le jour de mon 60e anniversaire, c'est-à-dire le 22 mars. Mais je brûlais ensuite d'impatience pour franchir ce cap, ce qui m'avait conduit à effectuer en 2014 plus de marathons que ceux qui étaient prévus. Je me retrouve donc à la recherche d'une nouvelle inspiration pour marquer mon accès dans la soixantaine, à Rome. Je me rappelle alors que j'avais rapporté de Chicago une paire de chaussures minimalistes qui, à la différence des baskets, sont entièrement plates et souples. Elles assurent une certaine protection aux pieds, mais elles empêchent évidemment le contact direct avec le sol. À l'instar des gants pour les mains, elles permettent en revanche aux composantes des pieds (muscles, tendons et articulations) de fonctionner presque normalement.

Je pars les tester le soir du 17 mars. Constatant au bout d'un footing de 5 km que tout va bien, j'accélère un peu. Je commence toutefois à sentir des douleurs aux pieds à partir du 9e kilomètre, mais je continue sur 2 km avant de passer à la marche. Comme le résultat me semble plutôt encourageant, je décide que je courrai le marathon de la capitale italienne avec ces chaussures, qui n'amortissent rien du tout.

À peine rentré du travail, le 19 mars, je pars sur le même parcours de 12 km, à une allure un peu plus rapide cette fois dans le but d'avoir une meilleure idée sur ce qui m'attend à Rome. Je cours les dix premiers kilomètres en une heure, puis je marche, les douleurs aux pieds étant devenues insupportables. Je constate à la maison que les plantes des pieds sont très rouges sur toutes les zones d'appui et j'en fais part à ma femme.

- Tu aurais dû commencer par des plus petites distances, me reprocha-t-elle.

- Tu as parfaitement raison, mais je voulais tester la possibilité de courir dans 3 jours le marathon de Rome en chaussures minimalistes.

- Tu plaisantes !

- Non, pas du tout. J'ai hâte de me débarrasser des sempiternelles baskets.

J'ai retrouvé le genre de motivation et de détermination qui m'avaient permis de terminer mon premier marathon. J'arrive en chaussures minimalistes le matin du 21 mars à l'aéroport Paris-Charles de Gaulle. Des touristes assis en face de moi dans la salle d'embarquement de mon vol à destination de Rome parlent de mes chaussures en espagnol avec l'accent argentin.

- Je parie que vous êtes Argentins ! leur dis-je en espagnol.

- Oui. Nous regardions tes chaussures bizarres. Est-ce avec elles que tu cours ?

- Jusque-là non, mais c'est avec elles que je compte effectuer demain le marathon de Rome.

- Sur les pavés aussi ?

- Oui.

- Mais tu vas te faire très mal !

- J'ai l'espoir que tout se passera bien.

- Nous résidons en Afrique du Sud et c'est vrai que l'on y voit parfois des gens qui marchent pieds nus alors qu'ils peuvent s'offrir des chaussures.

- C'est normal, les amis, car une espèce animale n'a pas besoin de porter des chaussures dans son habitat naturel. Ce pays est par ailleurs la patrie de Louis Liebenberg.

- Et qu'est-ce qu'il a de particulier ce Liebenberg ?

- C'est à la fois un peu long à expliquer et pas nécessairement facile à admettre, mais, pour résumer, je dirai que ce chercheur sud-africain a démontré que la pratique de la chasse à l'épuisement est à l'origine des sciences[78].

- Tu plaisantes !

- Non, pas du tout

- Ne veux-tu vraiment pas mettre plutôt tes baskets, étant donné que l'on nous annonce de la pluie pour toute la journée ? insista ma femme le lendemain matin, au moment où nous nous rendons au départ du marathon. Elle était arrivée à Rome par un autre vol.

- Non, je ne reviens pas sur ma décision. Je courrai en chaussures minimalistes, quoi qu'il arrive.

- À quel endroit du parcours préfères-tu que je t'attende ?

- Près de la place d'Espagne, au 40e kilomètre. Prends ton temps, car je mettrai sans doute plus de 4 h pour arriver là-bas.

« Qui va doucement va sainement et va loin ! » disent littéralement les Italiens. Qui veut voyager loin ménage sa monture. Je pars donc lentement dans l'espoir de voir la sagesse italienne se confirmer. Je commence par des tout petits pas, à une très faible allure par rapport à mes capacités. Les coureurs me dépassent par milliers.

---

[78] http://harvard.academia.edu/LouisLiebenberg

« À ce rythme, je finirai bientôt par fermer le peloton », pensai-je. J'ai l'impression de ne pas avancer. Au bout de 5 km sur les pavés, sans aucun ennui, je perds patience. Je passe alors à une vitesse de 10 km/h pendant une dizaine de minutes. Comme tout va bien et que nous sommes momentanément sortis des pavés, j'accélère un peu plus, ce qui me permet d'atteindre le 10e kilomètre juste à la fin de la première heure.

Lorsque je demande plus tard à un touriste de me prendre en photo devant le Vatican avec mon téléphone, il l'éteint aussitôt par erreur de manipulation. Au moment où je repars, ma montre GPS affiche un temps écoulé de 1 h 44 minutes et une distance totale de 18 km. J'avais jusque-là effectué des foulées naturelles en atterrissant sur les parties antérieures des pieds, qui commencent toutefois à me faire mal. Je décide de les soulager sur les 3 km suivants, en sollicitant davantage les talons, comme si je portais des baskets. J'alterne ensuite plusieurs fois les deux types de foulées sur le reste du parcours, en essayant de trouver la répartition optimale de l'effort et des douleurs entre les talons et les avant-pieds.

Je pensais avoir besoin de 6 à 7 h pour terminer le marathon, mais la transition vers les chaussures minimalistes s'avère beaucoup moins problématique que je ne le redoutais. Après avoir atteint le 21e kilomètre en 2 h de temps, je décide d'avancer un peu plus vite sur la dernière moitié de l'épreuve. Si ma femme ne se rend pas plus tôt que prévu au 40e kilomètre, nous ne nous y verrons pas. Je débouche après le 39e kilomètre sur la place du Peuple que je prends pendant quelques instants pour la place d'Espagne. En arrivant à celle-ci, je fais signe à ma femme que tout va bien. Je continue ensuite en direction du tunnel, un peu déçu de découvrir que cette année le parcours ne passe pas à côté de la fontaine de Trevi, sans doute parce qu'elle est en cours de réhabilitation.

Je franchis en 3 h 53 la ligne d'arrivée de mon premier marathon en chaussures minimalistes, dans le sillage d'Abebe Bikila, l'athlète éthiopien vainqueur pieds nus, sur les pavés de Rome, du marathon olympique de 1960. Il avait remplacé au dernier moment un compatriote blessé.

Il s'est avéré qu'il y avait une conspiration, à Rome, pour empêcher le coureur africain pieds nus de gagner le marathon et de créer un précédent dangereux pour l'industrie de la chaussure et au-delà, car l'économie est beaucoup plus importante que la santé des coureurs. Ils essayèrent d'abord de le forcer à courir le marathon avec des baskets, ce qui revenait à le mettre délibérément en danger. Heureusement, il découvrit avant la course à quel point les chaussures lui faisaient mal, alors il s'y opposa.

Ensuite, son entraîneur lui avait prévenu que son principal concurrent porterait le dossard 26. Mais le marocain Rhadi Ben Abdesselam, considéré comme le grand favori, effectua la course avec le dossard 185 de l'épreuve de 10 000 mètres, étonnamment sans qu'il soit disqualifié pour cette violation pourtant flagrante des règles et de l'équité ni que cela trouble personne. Abebe Bikila, qui portait le dossard 11, chercha donc en vain à identifier son adversaire. Il commença à accélérer au 20ᵉ kilomètre sans se douter que celui qui courait à ses côtés était Rhadi Ben Abdesselam. Les deux hommes continuèrent ensemble jusqu'aux 500 derniers mètres, puis Abebe Bikila attaqua pour remporter le marathon en 2 h 15 min 16 s en battant de surcroît le record du monde[79].

Sa victoire au marathon olympique de surcroît à Rome, sur ses concurrents, qui portaient des baskets, aurait dû nous rappeler que les athlètes qui participaient aux Jeux olympiques antiques, organisés dans le premier berceau de la civilisation occidentale, couraient pieds nus, que le légendaire Philippidès avait couru pieds nus et que les humains sont naturellement des podonudistes. Le champion fut pourtant considéré comme une curiosité médicale ou une légende, par convenance ou pour d'autres raisons. On parviendra d'ailleurs à le convaincre à rentrer dans le rang, c'est-à-dire à courir avec des chaussures qui ont pu ensuite fragiliser progressivement ses pieds et ses jambes, à ce point qu'une blessure mit fin prématurément à sa carrière. Le début du réveil des consciences n'interviendra qu'un demi-siècle plus tard et j'espère, pour ma part, rejoindre le plus rapidement possible la tendance de la course podonudiste.

---

[79] https://www.sidy42k.com/6-2015-rome-marathon.html

Chapitre XVII : Le blues d'une espèce tropicale de chasseurs-cueilleurs

Nous disposons désormais d'un accès sans aucun effort à la nourriture, nous avons inventé un style de vie confortable et peuplé tous les continents, nous nous sentons fiers de nous, de nos créations, de nos civilisations, de notre modernité, de notre puissance, de nos pouvoirs, etc. Nous demeurons, hélas, une espèce tropicale de chasseurs-cueilleurs dans le corps et dans l'âme, qui souffre d'un syndrome de sevrage permanent, à cause de l'abandon de l'activité ancestrale. Cela explique la popularité de la chasse qui était, par exemple, une activité privilégiée des rois de France et de leurs cours. Nous avons heureusement trouvé « le marathon », une forme moderne de chasse, gratuite et ouverte à tous, qui épargne de surcroît la vie des autres animaux et met fin à beaucoup de nos problèmes, à commencer par le blues. Il n'est alors guère surprenant que certains finishers mordent triomphalement le gibier de substitution, c'est-à-dire la médaille de la course.

J'arrive au Cap, le vendredi 3 avril 2015, afin de participer le lendemain au marathon des deux océans, une course qui se distingue par la particularité de soumettre les athlètes à d'intenses émotions et incertitudes. C'est le deuxième plus grand événement de ce genre en Afrique du Sud (cf. chapitre XXIII). Chaque coureur doit porter deux dossards identiques sur lesquels figurent son prénom, un numéro et une lettre. L'épreuve débute, à 6 h 30 du matin, par un compte à rebours de 10 à 1 suivi du coup d'envoi. À partir de cet instant, tous les participants disposent de 7 h pour parcourir les 56 km. Étant donné ma courte expérience avec les chaussures minimalistes et la longueur de la distance de l'épreuve, je porte pour l'occasion une ancienne paire de baskets.

Comme la répartition dans les sas dépend des temps de qualification et les départs interviennent par vagues, seuls les coureurs les plus rapides bénéficient de 7 h pour franchir la ligne d'arrivée alors même qu'ils en ont le moins besoin. Je me lance du sas C avec 5 minutes de retard, ce qui signifie qu'il ne me reste plus que 6 h 55. Et plusieurs milliers de participants attendent encore impatiemment derrière. J'ai l'intention d'effectuer aussi vite que possible les 25 premiers km, réputés plus faciles, mais des maux de ventre me contraignent à ralentir et à marcher par intermittence dès la fin de la première heure.

Confronté plus tard à un besoin impérieux, je cherche en vain un coin discret. J'aurais pu solliciter une faveur auprès des riverains pour utiliser leurs toilettes, mais je préfère éviter de me trouver dans une situation fort embarrassante avant même qu'ils ne me répondent, car, dans ce genre d'urgence physiologique, la difficulté de contrôler les sphincters s'aggrave au fur et à mesure que l'on s'approche des lieux d'aisances. Des coureurs sud-africains me rattrapent et l'un d'eux me parle en afrikaans sans doute pour me taquiner. La couleur de mes dossards indique en effet que je fais partie des coureurs internationaux. Je réplique donc en français.

- Désolé, mon ami, je ne comprends pas l'afrikaans.
- Parlez-vous anglais ? me demanda-t-il alors dans la langue de Shakespeare.
- Oui !
- D'où venez-vous ?
- De Paris.
- Aujourd'hui, je vais battre un Français ! ironisa-t-il.
- Ce sera sans mérite, étant donné les circonstances ! rétorquai-je.

Nous éclatons tous de rire, puis le groupe se détache progressivement du pauvre Français qui continue de chercher désespérément un endroit pour soulager ses problèmes de transit gastro-intestinal. J'aperçois une dizaine de minutes plus tard un petit buisson entre la route côtière et la mer. Je découvre que le lieu, un peu trop idéal, a déjà reçu d'autres coureurs, qui y ont laissé un champ de mines. Je slalome entre ces dernières pour dénicher un coin encore vierge. Je retrouve ensuite la pleine forme et je dépasse à mon tour de nombreux coureurs, y compris celui qui s'attendait à « battre un Français ».

- As-tu vraiment couru 48 marathons en 2013 ? me demanda plus tard une fille, en pointant un doigt sur la mention gravée sur mon t-shirt.
- Oui et sans aucun mérite.
- Moi, je ne pourrais pas !
- Tout le monde peut en effectuer autant, voire beaucoup plus.
- Je m'appelle Jola !
- Moi, c'est Sidy !
- Je te présenterai mes deux amis, Patrycja et Piotr Golos, venus de Varsovie pour participer à la course.
- Je serai ravi de les rencontrer.

Jola Ksiezniak est une journaliste polonaise basée en Afrique du Sud. Nous continuons notre conversation jusqu'à la ligne d'arrivée que nous franchissons ensemble, à 12 h 42. Nous retrouvons Piotr, puis nous nous rendons tous les trois dans la tente de l'hospitalité internationale, réservée aux étrangers. On nous remet à chacun des tickets pour un repas, une boisson froide et une boisson chaude. L'anxiété nous gagne à tous les trois à l'approche de l'heure fatidique, c'est-à-dire 13 h 30, car nous n'avons aucune nouvelle de Patrycja. On entend soudainement le début du compte à rebours : 10, 9, 8, 7, 6, 5, 4, 3, 2, 1. Puis retentit le coup final qui ressemble à celui d'un canon[80].

C'est le moment le plus dramatique de la course. Le service d'ordre installe immédiatement un barrage impitoyable. Dès cet instant, tous ceux qui se trouvent en amont, y compris à un ou deux pas, ne figureront pas dans le classement, et ils n'auront droit à aucune récompense alors qu'ils ont effectué les 56 km. Ceux qui ont réussi à passer dans les dernières secondes, en puisant dans leurs ultimes réserves, sont les plus heureux du monde ce jour-là. Et c'est encore

---

[80] https://www.sidy42k.com/8-2015-two-oceans-ultra-56km-cape-town-south-africaafrique-du-sud.html - Les dernières photos, prises dans l'ancienne prison de Robben Island, près du Cap, montrent, entre autres, la cellule dans laquelle Nelson Mandela fut confiné pendant 18 ans.

mieux pour le dernier finisher qui devient aussitôt une célébrité, en plus de remporter un trophée spécial. Nous continuons d'espérer pour Patrycja, dont nous n'avons toujours aucune nouvelle. Mais le visage crispé de Piotr et ses yeux rivés sur son téléphone portable ne nous rassurent guère. Puis survient tout à coup la délivrance : « Patrycja a réussi ! » s'exclama-t-il en anglais. Il vient de recevoir un message de sa femme, qui a terminé la course dans les toutes dernières minutes. Nous sautons tous de joie, en attendant que Patrycja nous rejoigne dans la tente.

Dayo Akinbode est une mère de famille nigériane qui rayonne encore de joie, lorsque nous nous retrouvons le soir sur le front de mer Victoria & Alfred. Elle avait réussi à terminer la course, seulement 6 minutes et 53 secondes avant le coup de canon final. J'avais couru avec Dayo à Torcy, puis de nouveau à Punta Arenas et en Antarctique. Je l'appelle ma sœur et elle m'appelle son frère.

- Mon frère, on pourrait m'offrir la plus belle voiture du monde ou des millions de dollars : cela ne pourrait pas susciter le genre d'intense bonheur que je ressens actuellement ! me confia Dayo.

- C'est très bien dit, ma sœur. Le vrai bonheur humain ne s'achète pas. Nous devons lui courir après, au sens propre.

« Courir est une drogue », nous répète-t-on. Mais alors tous les humains sont des drogués, à cause des lois naturelles auxquelles ni l'*homo sapiens* ni aucune autre espèce vivante ne peuvent déroger impunément. Les individus du règne animal ont en effet pour mission de contribuer naturellement à la survie de leurs espèces respectives. Étant donné, toutefois, leur propension à devenir des flâneurs, c'est la dynamique de la quête impulsive du plaisir qui les pousse à s'acquitter correctement de leurs obligations, à savoir la pratique de l'acte sexuel et la recherche de nourriture. Si le poisson pêché par soi-même procure nettement plus de satisfaction que celui que l'on achète au marché, c'est parce que toute activité physique pour trouver à manger déclenche la récompense en endorphines, à due concurrence de l'effort fourni.

Les humains qui effectuent un marathon, que notre cerveau reptilien interprète comme une chasse à l'épuisement, reçoivent une grande quantité d'endorphines. Autrement dit, ces hormones, qui récompensaient nos ancêtres pour les encourager à persister dans l'effort jusqu'à ce qu'ils attrapent le gibier, exercent les mêmes effets sur ceux et celles qui courent de nos jours de longues distances. En sus des effets bénéfiques et durables qu'ils peuvent exercer sur la régulation pondérale, d'autres genres d'activité physique peuvent aussi déclencher la libération d'endorphines, mais sans doute dans une moindre mesure.

Tous les humains qui ne courent pas ou pas assez souffrent donc en permanence du syndrome de sevrage. Beaucoup cherchent alors à combler le déficit d'endorphines par les aliments, des psychotropes, des produits euphorisants, licites ou prohibés, l'accumulation pécuniaire, la prétention de supériorité, la quête de signes extérieurs de richesse, de pouvoir, de puissance ou de domination, etc. Mais ces thérapies substitutives du syndrome peuvent, hélas, créer à leur tour de nouvelles addictions qui, en l'absence d'une forte volonté, ont regrettablement tendance à persister chez nombre de coureurs de longues distances. « Effectuer des marathons ne fait pas maigrir, j'en suis la preuve ! » me lança une personne. La commande qu'elle passera dans un restaurant, à l'issue de la course, se révélera caractéristique des habitudes nutritionnelles des humains en dérapage pondéral.

Le vrai bonheur humain demeure une denrée naturelle qui s'acquiert, entre autres, par les courses de longues distances que nous devrions donc pratiquer régulièrement, de préférence avec des pieds libres. À l'inverse, la quête de jouissance par la consommation risque fort d'alimenter une frustration permanente, sans compter les éventuels effets dommageables sur la santé, le bien-être et les ressources de ceux qui optent pour cette voie. « Une insatiable voracité traverse l'histoire humaine. L'homme est devenu avide et vorace. Avoir, amasser des choses semble pour beaucoup de personnes le sens de la vie… », souligne le pape François dans son homélie du 24 décembre 2018[81].

Étant donné leur rapport avec le renoncement à la course à pied, l'hyperconsommation et ses conséquences méritent une petite parenthèse dans cet ouvrage. Nous nous trouvons de toute évidence sur une pente glissante qui est en train de nous conduire droit dans le mur. En effet, lorsque les gros consommateurs et pollueurs n'étaient que quelques millions sur la planète, celle-ci parvenait encore tant bien que mal à en limiter les dégâts.

---

[81] http://w2.vatican.va/content/francesco/fr/homilies/2018/documents/papa-francesco_20181224_omelia-natale.html

Maintenant que nous sommes des milliards et que la croissance économique — dont on sait pertinemment que la consommation en est le principal moteur — demeure la grande priorité des États et de certaines organisations multilatérales, la situation s'aggrave chaque jour qui passe. C'est ainsi qu'un communiqué de l'ONG Global Footprint Network nous apprend, le 13 août 2015, que nous avons ce jour-là déjà épuisé les ressources que la Terre peut régénérer pendant toute l'année. Et l'ONG nous rappelle que le «jour du dépassement» ou «jour de dette écologique» intervient chaque année de plus en plus tôt.

Chapitre XVIII : L'enfer du paradis tropical

Si nous continuons à réchauffer la planète, à gonfler notre indice de masse corporelle et à rejeter notre responsabilité sur d'autres, nous devrions nous préparer à un avant-goût de l'enfer sur Terre, puisque les températures chaudes et les vagues de chaleur s'intensifieront inévitablement, et la masse corporelle dépassera de plus en plus ses capacités de thermorégulation.

Comme j'avais déjà participé en 2011, 2013 et 2014 au marathon de la capitale française, je ne m'attends à rien de spécial de l'édition du 12 avril 2015, mise à part l'occasion de courir de nouveau 42,2 km en chaussures minimalistes. À vrai dire, je n'avais, dans un premier temps, pas prévu de courir cette année-là le marathon de Paris, car je devais subir une opération chirurgicale sous anesthésie générale, dès mon retour du Cap afin que je puisse bénéficier de près d'une vingtaine de jours de récupération avant le marathon d'Albi, auquel je dois absolument participer, le 26 avril[82].

Et voilà qu'à quelques dizaines de mètres de la ligne d'arrivée du Marathon de Paris, je vois sur le parcours une femme-sandwich, qui marche lentement avec un bidon blanc sur la tête. Elle porte autour du cou deux pancartes sur lesquelles on peut lire deux phrases : « En Afrique, les femmes parcourent chaque jour cette distance pour de l'eau

---

[82] https://www.sidy42k.com/9-2015-albi-marathon.html

potable » et « Aidez-nous à réduire la distance ». Des vidéos et des photos publiées sur internet montrent la femme africaine au départ du marathon, puis seule près de la place de la Concorde, sur d'autres endroits et enfin sur la dernière ligne droite, avenue Foch. Des participants la rattrapent, lisent les messages, applaudissent, prennent des photos de souvenir. Une autre séquence met en scène l'arrivée triomphale de la dame dans son village, à bord d'une grosse voiture. Des enfants courent joyeusement pieds nus en direction du véhicule. Quelques instants plus tard, l'héroïne arrive, les yeux bandés, devant un puits qu'elle inaugure. Elle remplit aisément un seau à l'aide de la pompe mécanique. Des personnes, prétendument assoiffées, ingurgitent de grandes quantités d'eau, en se servant d'un même gobelet. Des enfants plongent ensuite leurs mains dans le récipient qu'ils vident en lançant le reste du liquide sur tout le monde. C'est la fin du spectacle. « Et alors ? » penseront certains[83].

La raison permet de comprendre que l'on ne devrait sous aucun prétexte exhiber une dame, quelle qu'elle soit, dans un marathon. La fin ne saurait justifier n'importe quels moyens. L'opération pathétique, qui mêle l'arrogance et le marketing, fait pourtant recette, ne suscitant aucune critique, à l'instar de l'immense succès des « zoos humains »[84].

Que des louanges et de l'admiration ! Mais comment réagirait-on, si la femme-sandwich était une Européenne à qui l'on aurait fait porter le jerrican blanc et ces pancartes, en remplaçant « Afrique » par « Europe », hein ? Pourquoi tant de gens refusent-ils de se rendre compte de l'évidence, à savoir qu'aucune femme de la planète ne parcourt chaque jour 42,2 km avec un seau sur la tête ?

Je rappelle que c'est impossible et de surcroît aucun humain n'en a besoin, puisque tous les individus de notre espèce ont la même intelligence de s'établir dans le voisinage des points d'eau, comme sur les abords de la Tamise, de la Seine, de l'Hudson ; ou encore du fleuve Gambie qui a donné son nom au pays long et très étroit, dont les frontières terrestres en épousent les nombreux méandres.

---

[83] https://www.sidy42k.com/8-2015-paris-marathon.html
[84] Voir l'article du Monde diplomatique, publié en août 2000 : *Des exhibitions racistes qui fascinaient les Européens* : https://www.monde-diplomatique.fr/2000/08/BANCEL/1944

Mais c'est pour une tout autre raison que je reviens sur cette histoire postcoloniale. La présence de la femme-sandwich au marathon de Paris est destinée, nous affirme-t-on, à «montrer le contraste entre l'opulence, la beauté de Paris et la pauvreté de l'Afrique». Très bien, mais que pense la femme des milliers de gens qu'elle a vus ce jour-là dans les rues de «la plus belle ville du monde»?

Imaginons d'abord un autre scénario pour ce matin du 12 avril. La femme africaine se trouve à la place de la Concorde, les yeux bandés et avec le seau sur sa tête, sans aucune information sur ce qui va arriver. Elle entend soudain un bruit sourd et inquiétant. Elle parvient à ôter rapidement le bandeau de ses yeux et voit quelque 50 000 Blancs foncer vers elle sur l'avenue des Champs-Élysées à la poursuite d'une poignée de Noirs qui courent à une vitesse de 20 km/h. Elle aurait sans doute largué le récipient sur-le-champ pour se lancer dans le sprint de sa vie, en criant dans sa langue : « Au secours ! ».

Le pendant du cliché de l'Afrique pauvre et malheureuse est la conviction des populations au sud de la Méditerranée ou du Rio Grande que, dans les pays du Nord, les habitants nationaux ou étrangers mènent une vie heureuse comme dans un paradis terrestre, dans lequel ils n'effectuent plus aucun effort physique et ils peuvent de surcroît tous s'enrichir très facilement. Les immigrés contribuent par ailleurs à cette extrême idéalisation des réalités socio-économiques des nations riches, en particulier par l'argent qu'ils envoient à leurs familles, les histoires embellies à l'envi qu'ils leur racontent, et par les vêtements d'apparat avec lesquels certains d'entre eux rendent visite à leurs villages d'origine.

En dépit des assurances qu'elle a pu recevoir des organisateurs de son voyage à Paris, la femme africaine a donc dû s'interroger sur la santé mentale des dizaines de milliers de Blancs qui courent dans les rues de Paris un dimanche matin. Les souffrances, la fatigue ou les blessures de certains participants ont d'ailleurs certainement fini par la convaincre qu'elle se trouve au milieu d'aliénés qui, en plus, n'arrêtent pas de la regarder étrangement et de la prendre en photo. Et une telle perception ne devrait guère surprendre, si l'on veut bien y réfléchir.

Parcourir de grandes distances sans un objectif tangible n'a aucun sens pour les habitants pauvres des pays pauvres. Les obligations pour satisfaire leurs besoins quotidiens suffisent en règle générale à leur assurer des silhouettes longilignes et à prévenir les maladies chroniques inhérentes à notre style de vie, que le reste du monde nous envie, sans doute à tort. Maintenant que, grâce aux généreux donateurs, le village africain a effectué un pas substantiel vers l'inactivité physique, la femme devrait vraiment se mettre à courir des marathons afin d'échapper aux maladies chroniques, puisque les pays démunis manquent cruellement de personnel, d'infrastructures et d'équipements sanitaires. Mais ce n'est pas tout.

- J'ai pris 20 kg en 3 ans à cause du stress ! se lamenta un jour un Européen expatrié dans un pays tropical.
- Monsieur, le stress n'y est pour rien, votre gain de poids est la conséquence d'un bilan calorique excédentaire sur la période que vous avez mentionnée, répliquai-je.
- En êtes-vous certain ?
- Absolument ! Le stress ne saurait faire grossir, étant donné qu'il est totalement dépourvu de calories. Mieux vaut donc assumer votre part de responsabilité, plutôt que de chercher des excuses à la gourmandise.

La chaleur tropicale ou estivale peut toutefois entraîner des humains en surcharge pondérale dans la trappe à obésité. Comme ces personnes ont plus de mal à réguler leur température, elles se fatiguent plus vite et elles ont donc tendance à persévérer dans l'inactivité physique propice à un gain de poids supplémentaire qui, à son tour, rend encore plus difficile la thermorégulation et augmente la sensation d'épuisement. Mais tandis que les personnes fortunées peuvent recourir à la thermorégulation assistée, c'est-à-dire à la climatisation, les autres vivent une sorte d'enfer dans le paradis tropical. Par bonheur, à condition de ne pas s'y prendre trop tard, on peut s'extraire de la trappe à obésité ou éviter de s'y retrouver.

L'Organisation mondiale de la santé (OMS) estime que les maladies chroniques ont causé la mort de 36 millions d'humains en 2008 et que ce chiffre annuel s'élèvera à 55 millions à l'horizon 2030. « La région européenne se classe juste derrière la région des Amériques en ce qui concerne les taux de surpoids et d'obésité », souligne l'OMS dans son rapport sur la santé en Europe, publié en 2015. Désormais, 6 Européens sur 10 sont en surpoids ou obèses. Chez la population adulte française, toujours selon l'OMS, 69,9 % des hommes et 58,6 % des femmes étaient en surpoids ou obèses en 2014. À titre de comparaison, ces chiffres étaient, respectivement, de 74,1 % et 65,3 % aux États-Unis ; de 16,7 % et 29,3 % en Guinée ; de 22,7 % et 34,1 % en Gambie. Ces chiffres montrent que la prévalence de la surcharge pondérale est, en règle générale, plus élevée chez les hommes que chez les femmes dans les pays riches alors que l'on observe plutôt le contraire dans les pays en développement[85].

Les aléas actuels ou plus ou moins récents d'accès à la nourriture expliquent sans doute le fait que la surcharge pondérale soit encore perçue, hélas, comme un signe de santé et de réussite sociale dans des pays en développement, à l'instar de la perception positive du «ventre bourgeois» dans l'Europe du XIXe siècle ou des «bons vivants» de nos jours[86].

Étant donné l'appétence particulière des humains pour les aliments riches en graisse, en sel et en sucre disponibles de surcroît en quantités industrielles, il est fort tentant d'en consommer plus que les besoins journaliers, le moindre excédent calorique servant alors à accroître les réserves déjà constituées. Et l'*homo sapiens* se distingue désormais comme la seule espèce animale, dont certains individus ont recours à des régimes diététiques, des anorexigènes, voire à des interventions chirurgicales, dans l'espoir de résoudre leurs problèmes de poids. Mais est-ce au moins efficace et durable ?

Le taux métabolique joue un rôle majeur dans le contrôle du poids et, par conséquent, dans le succès ou l'échec des régimes. C'est la dépense énergétique totale d'un animal par unité de temps. Parmi ses trois composants, le métabolisme de base, c'est-à-dire la quantité d'énergie nécessaire au fonctionnement de nos organes vitaux, est de loin le plus important et représente environ 70 %. Le reste provient de l'activité physique (20 %) et de la digestion des aliments (10 %). Le métabolisme de base atteint son maximum chez les deux sexes à l'âge d'un an et diminue ensuite de manière continue. Par conséquent, plus nous vieillissons, plus nous aurons tendance à prendre du poids, même si nous ne modifions pas nos habitudes alimentaires ni notre mode de vie. De plus, comme le tissu musculaire consomme plus d'énergie que le tissu adipeux, le métabolisme de base des hommes est supérieur à celui des femmes. L'écart entre les sexes «atteint un

85 WHO/NMH/NVI/15.1: Global status report on noncommunicable diseases 2014
86 Les métamorphoses du gras. Histoire de l'obésité, de Georges Vigarello

maximum d'environ 10 % aux alentours de la puberté, puis diminue progressivement pour atteindre environ 5 % ».[87]

L'OMS se base sur l'indice de masse corporelle (IMC) pour classer les humains dans 6 catégories : IMC inférieur à 18,5 kg/m2 (insuffisance pondérale) ; de 18,5 à 24,9 (poids normal) ; de 25 à 29,9 (surpoids) ; de 30 à 34,9 (obésité de la classe I) ; de 35 à 39,9 (obésité de la classe II) ; à partir de 40 (obésité de la classe III). L'IMC correspond au résultat du poids d'une personne (en kilogrammes) divisé par le carré de sa taille (en mètres). Il manque toutefois de perfection, du fait de la différence de degré d'adiposité entre les individus, mais il constitue le meilleur moyen de déterminer la charge pondérale.

Il était une fois un triste homme obèse qui souffrait d'autres pathologies associées. Il n'arrivait pas à s'en sortir, en dépit de tous les médicaments qu'il prenait et des promesses des régimes alimentaires.

- Tu as de la chance, ma chérie, car tu peux voir ce que je n'aperçois plus depuis vingt ans, annonça-t-il un jour à sa femme.

- En plus, tu t'essouffles pour un rien, tu devrais commencer à manger moins et à bouger plus, rétorqua la dame.

L'homme modifia ses habitudes alimentaires et se lança dans l'activité physique, en suivant les conseils de son médecin. Il perdit progressivement plusieurs dizaines de kilogrammes et finit par devenir un marathonien, pour son plus grand bonheur et celui de sa femme qui se découvre un mari tout frais, débordant de vitalité. Mais, hélas, toutes les histoires de ce genre ne connaissent pas un dénouement aussi heureux, bien au contraire.

Le dénominateur de l'équation de l'IMC devient une constante dès la fin de la croissance, le poids demeurant la variable sur laquelle chacun peut agir. Les humains ont cependant plutôt tendance à chercher à apaiser leur conscience. Ils attribuent volontiers la faute de ce qui leur arrive à d'autres personnes, physiques ou morales, ou à la malchance, y compris lorsqu'ils en sont totalement responsables.

« Je grossis bien que je ne mange pas plus des gens qui ont un poids normal », entend-on souvent. Mais dans les cas où cette affirmation comporte une part de vérité, elle constitue plutôt une excellente

[87] Durnin, JVGA (1981). "*Basal Metabolic Rate in Man*":
http://www.fao.org/docrep/MEETING/004/M2845E/M2845E00.HTM

nouvelle, puisque les personnes concernées peuvent faire des économies substantielles sur la nourriture, étant donné qu'elles ont la chance de vivre en dépensant moins de calories. On oublie par ailleurs que toutes les graisses de notre corps arrivent par la voie orale et que, malgré les difficultés éventuelles à maîtriser l'appétit, la consommation d'aliments demeure par définition un acte volontaire.

Réussir un bilan calorique négatif permet de maigrir naturellement. On dispose pour cela de trois voies : la réduction de l'apport énergétique, la hausse des dépenses caloriques par l'exercice physique, ou la combinaison de ces deux approches.

La première option induit presque inévitablement un effet yo-yo sur le poids, car le cerveau reptilien interprète la réduction de l'apport calorique comme une menace pour la survie de l'individu ou de l'espèce. Peu importe la quantité de réserves de graisse dont nous disposons déjà. Lorsqu'il est confronté à une restriction alimentaire volontaire ou imposée, le corps réagit automatiquement en réduisant le taux métabolique. Si la réduction de l'apport énergétique dépasse la diminution de la dépense énergétique, ce qui arrive souvent, la personne perd du poids et se réjouit. Mais le taux métabolique ne remontera pas spontanément à son niveau initial après la fin du régime. Cet effet de cliquet renforce donc la propension à prendre du poids et crée un cercle vicieux qui ne cesse de s'aggraver à chaque nouvelle période de régime.

« Les chutes des dépenses énergétiques qui favorisent le regain du poids perdu persistent bien au-delà de la période de la perte dynamique de poids, peut-être indéfiniment », concluent les auteurs d'une étude publiée en 2008 par l'American Society for Clinical Nutrition[88].

Et ils confirment que « des niveaux élevés d'activité physique se révèlent caractéristiques des personnes qui maintiennent un poids réduit au cours de périodes prolongées ». Autrement dit, le chemin pour maigrir durablement passe par l'exercice physique soutenu qui, en plus des dépenses caloriques concomitantes qu'il engendre, rehausse le métabolisme de base. Et y associer une hygiène alimentaire adéquate constitue la meilleure recette pour en finir avec la déception et la frustration qui résultent de l'effet yo-yo des régimes diététiques.

---

[88] Michael Rosenbaum, Jules Hirsch, Dympna A Gallagher, and Rudolph L Leibel: *Long-term persistence of adaptive thermogenesis in subjects who have maintained a reduced body weight* - http://ajcn.nutrition.org/content/88/4/906.full

L'OMS souligne par ailleurs les avantages de l'exercice physique comme «moyen fondamental» d'améliorer notre santé physique et mentale. « Il réduit le risque de maladies cardiovasculaires et de diabète et a des effets protecteurs importants contre de nombreuses affections. Il réduit par exemple la tension artérielle, accroît le taux de cholestérol des lipoprotéines de haute densité, aide à maîtriser la glycémie chez les sujets qui présentent une surcharge pondérale et réduit le risque de cancer du côlon et de cancer du sein. »[89]

---

[89] Stratégie mondiale pour l'alimentation, l'exercice physique et la santé - http://whqlibdoc.who.int/publications/2004/9242592226_fre.pdf?ua=1

Chapitre XIX : Retour éclairé au podonudisme

Peu de temps après mon arrivée avec ma famille, en juillet 2005, dans la capitale fédérale australienne pour un séjour professionnel de trois ans, nous sommes surpris de rencontrer un homme bien habillé qui effectue ses courses pieds nus dans un supermarché. « Pourquoi le monsieur est-il pieds nus ? » demandèrent aussitôt nos enfants.

- Je ne sais pas, mais je vais me renseigner demain auprès de mes collègues australiens, leur promis-je

- Mike, nous avons vu hier un podonudiste dans le quartier de Manuka, annonçais-je à un collègue pour connaître sa réaction.

- Sidy, c'est tout à fait normal, et je t'informe que je fais partie des Australiens qui se déplacent pieds nus, mais j'évite évidemment de venir au travail sans mes chaussures.

- Et l'hygiène alors ?

- Je me lave les pieds en rentrant chez moi !

Lorsqu'en juillet 2015, ma femme, nos enfants et moi dépassons un groupe de vacanciers dans la ville balnéaire française des Sables-d'Olonne, nous entendons une fillette qui interroge son grand-père : « Papi, pourquoi le monsieur est-il pieds nus ? »

J'esquisse un léger sourire, en me souvenant de la question à laquelle je n'avais pas su vraiment répondre dix ans plus tôt, à Canberra. Et cette fois, c'est bien moi le « monsieur pieds nus ».

Un voyageur, à qui je venais d'indiquer un jour, dans une gare ferroviaire de la banlieue parisienne, que le corps humain est conçu pour marcher et courir naturellement, c'est-à-dire sans chaussures, me défia de lui en apporter la preuve scientifique.

- Cher monsieur, vous renversez en votre faveur la charge de la preuve, mais je voudrais d'abord vous rappeler que la crédibilité d'une étude scientifique dépend de plusieurs éléments que les auteurs omettent parfois de publier avec les résultats.

- Vous ne disposez donc d'aucune preuve, avouez-le ! lança-t-il avec un sourire triomphant.

- Monsieur, ne vous réjouissez pas si vite, car vous incarnez la preuve scientifique que vous cherchez !

- Moi ? Je ne vous comprends pas, rétorqua-t-il en appuyant son index droit sur sa poitrine.

- Avez-vous un peu de temps ?

- Oui, mon train arrive dans une douzaine de minutes.

- Je vais donc pouvoir vous raconter une petite histoire : « Il y a environ 60 000 ans, tous les individus de l'espèce de l'*homo sapiens*, qui vivaient heureux de la chasse et de la cueillette en parfaite harmonie avec la nature, acquirent, pour une raison inconnue, la ferme conviction que les sols étaient devenus subitement trop dangereux pour leurs pieds dépourvus de protection. Ils eurent alors peur de sortir de leurs campements et ils se mirent à pratiquer un rituel dans l'espoir que des baskets leur tomberaient du ciel. Hélas ! le miracle n'ayant pas eu lieu, l'espèce s'éteignit en moins de 3 mois, faute de nourriture. Autrement dit, monsieur, les grands mammifères bipèdes ont disparu depuis fort longtemps de la planète et la nature a repris ses droits. Et pourtant nous y voilà, vous, moi et plusieurs milliards d'humains ! »

- Vous avez peut-être raison, concéda mon interlocuteur.

- Mais ce n'est pas tout, car, si nos ancêtres portaient des baskets, ils auraient vraisemblablement terminé leurs chasses dans le même état physique que la plupart d'entre nous à l'issue d'un marathon. Ils n'auraient donc pas pu courir le lendemain, voire au cours des semaines ou des mois suivants. Et cela aurait également mis fin prématurément à notre espèce.

- Mais les ancêtres couraient dans un milieu beaucoup plus confortable et moins dangereux que l'asphalte.

- Non, monsieur, notre environnement artificiel se montre plus clément pour des pieds libres que le milieu naturel (brousse, forêt, savane, etc.) qui peut cacher de bien mauvaises surprises. Et comme vous semblez apprécier les études scientifiques, des chercheurs d'une université américaine ont récemment démontré que le podonudisme renforce immédiatement les capacités cognitives des coureurs.

Si vous souhaitez seulement obtenir les endorphines naturelles et vous prémunir contre l'assaut des maladies chroniques inhérentes au mode de vie moderne, effectuez des marathons. Si vous désirez, en revanche, atteindre le vrai bonheur humain et réduire de surcroît le risque de blessures, courez régulièrement des marathons avec des pieds libres. Ce voyage vous transposera en quelque sorte du 21e siècle de notre ère à l'époque préagricole qui fut probablement l'âge d'or de la félicité, de la solidarité et de l'innocence des individus de notre espèce. Vous jetterez alors définitivement un autre regard sur vous-même et sur le monde d'aujourd'hui.

Mais n'oubliez pas que Paris ne s'est pas fait en un jour. Ne vous attendez donc pas à devenir du jour au lendemain parfaitement podonudiste. En d'autres termes, s'y lancer directement avec des jambes et des pieds fragilisés par des dizaines d'années de port de chaussures peut ne pas se révéler une bonne idée. Moi, j'ai commencé par réapprendre à marcher pieds nus, comme un enfant, mais avec une impatience que je paierai très cher à Zagreb.

Entreprendre la transposition dans ce passé lointain requiert évidemment une nouvelle motivation, nettement plus robuste que celle qui avait permis de courir le premier marathon. Car sortir de nos jours sans chaussures, c'est livrer une bataille frontale contre de fortes croyances sociétales qui sévissent désormais sur toute la planète, y compris dans des contrées tropicales, où il n'y a pourtant pas si longtemps, la plupart des habitants vivaient encore pieds nus, par choix ou par contrainte. « Pieds nus, je meurs ! », s'exclament certaines personnes avec la peur qui se lit sur le visage.

« Entendez la voix de l'innocence ! », lança le père de l'enfant qui venait de donner une leçon de discernement aux adultes, en criant dans le conte d'Hans Christian Andersen, « *Les habits neufs de l'empereur* » :

« Mais, il n'est pas habillé du tout ! » Victime de deux escrocs, Sa Majesté croyait porter devant ses sujets des vêtements « invisibles » aux incompétents.

Les humains naissent nus et totalement libres d'esprit, mais l'*homo sapiens* semble devenir la plus crédule de toutes les espèces animales. Dites vraiment n'importe quoi, des individus vous croiront avec, parfois, une ferveur stupéfiante. Nos bébés et nos jeunes enfants se montrent naturellement actifs, volontairement podonudistes et extrêmement lucides. Autrement dit, ils sont des humains normaux et ce sont donc les adultes qui devraient suivre leurs exemples. Ils finissent, hélas, par tomber dans les croyances parentales et sociétales qu'ils passeront ensuite à leur tour à leurs descendants.

La marche et la course de l'*homo sapiens* sont des activités complexes qui requièrent la participation automatiquement synchronisée (le bras gauche avec la jambe droite et inversement) des membres supérieurs et inférieurs, dont les extrémités distales, à savoir les mains (organes de préhension et de sensibilité) et les pieds (organes d'appui, de locomotion et de sensibilité) conservent une ressemblance anatomique étonnante, en dépit de leurs spécialisations renforcées par l'avènement de la bipédie[90].

Le pied et la main se composent en effet, respectivement, de 5 orteils et 5 doigts, 26 et 27 os, 20 et 21 muscles intrinsèques, de multiples muscles extrinsèques, de dizaines d'articulations et de tendons, d'innombrables terminaisons nerveuses, etc. De surcroît, nous pouvons saisir de petits objets avec nos orteils, et certaines personnes parviennent à se tenir debout sur les mains, voire à effectuer quelques pas, même si c'est un peu acrobatique. Pourquoi enferme-t-on alors les pieds à vie dans des chaussures, en laissant en revanche les mains en liberté ?

« Parce que des chaussures ou même des gants rigides priveraient les mains de toutes leurs fonctions et, conséquemment, de toute utilité », pourrait-on répondre. Mais voilà que ce raisonnement s'applique également aux pieds. Les chaussures ne sont pas indispensables ni nécessaires, bien au contraire, sauf lorsque les circonstances exigent de protéger les mains, par exemple contre le froid. Envisager de courir un marathon pieds nus en Antarctique n'est donc pas une très bonne idée,

---

[90] https://www.sidy42k.com/barefoot.html

car le climat de ce continent est très éloigné de celui de notre habitat naturel.

Les personnes qui ont eu, par exemple, un bras plâtré ont pu mesurer la rapidité et l'ampleur de l'atrophie musculaire qui en résulte. Et les chaussures agissent comme un plâtre permanent, en cantonnant les pieds dans le rôle d'organes passifs enfermés dans des structures plus ou moins rigides qui parfois les blessent directement ou engendrent des désagréments aux jambes, voire à la colonne vertébrale, à cause, entre autres, de la distorsion de la locomotion et de la posture. L'absence de contact avec le sol prive par ailleurs le cerveau des informations sur les caractéristiques de ce dernier, que les innombrables récepteurs tactiles plantaires ont pour mission de lui transmettre.

« Je ne pourrais pas courir sans les baskets, j'ai absolument besoin de l'amorti ! » me jura un jour un fanatique de marathons. Il n'avait pas tort sur sa situation personnelle du moment, car les effets des chaussures sur l'amorti des humains ressemblent à un processus de « destruction — rafistolage ». Elles réduisent à néant l'amorti naturel, gratuit, efficace et durable à vie, qu'elles compensent partiellement, temporairement et surtout de plus en plus onéreusement. Autrement dit, les coureurs paient cher pour se faire mal, comme on peut aisément le constater sur les parcours et les zones d'arrivée des marathons.

À l'instar de tous les autres organes du corps humain, nos pieds sont une œuvre parfaite des points de vue philosophique, anthropologique, anatomique ou physiologique. Certaines professions paramédicales doivent d'ailleurs leur existence à l'aberration du port de chaussures, censé corriger de prétendues imperfections de ces chefs-d'œuvre complexes. La sagesse voudrait donc que l'on revienne à la raison pour traiter de la même manière les extrémités distales de nos membres supérieurs et inférieurs.

Beaucoup de personnes partagent étonnamment la conviction que nos ancêtres bénéficiaient d'un environnement plus clément pour leurs pieds et que, nous les humains d'aujourd'hui, nous sommes bien obligés de protéger les nôtres contre les excréments, les tessons de bouteille, la dureté, le froid ou la chaleur de l'asphalte, etc.

Marcher sur des morceaux de verre ou courir un marathon sur le macadam est en effet l'une des plus grandes frayeurs irrationnelles des humains actuels qui sous-estiment les réels dangers auxquels ceux qui vivaient dans la nature au milieu des autres animaux étaient exposés, en particulier du fait que lors d'une chasse ou d'une fuite, par exemple, ils ne pouvaient ni prévoir le parcours ni déceler certaines embûches cachées par des herbes, des petites plantes ou des feuilles mortes, sans compter le risque de subir la morsure d'un serpent ou les piqûres des autres bestioles venimeuses. Autrement dit, nous sommes nettement plus avantagés pour courir pieds nus dans notre milieu artificiel sécurisé, ne serait-ce que parce que nous voyons le sol que nous foulons, ce qui nous permet d'éviter les objets potentiellement dangereux pour notre intégrité physique.

Chaque espèce animale est conçue pour demeurer dans son habitat naturel, c'est-à-dire là où elle peut survivre sans le moindre accessoire ni aucune modification substantielle de son environnement. C'est ainsi que certains peuples qui vivent dans les latitudes normales de l'*homo sapiens* conservent encore la culture de la liberté des pieds que chérissaient les Grecs anciens. Et encore de nos jours tout le monde ou presque adore, par exemple, marcher sans chaussures sur des surfaces considérées comme sans danger, parfois à tort. Le genre du dialogue ci-dessous avec plusieurs personnes dans différents pays m'a permis de le vérifier très facilement.

- Imaginez-vous sur une belle plage de sable fin. Y effectueriez-vous votre promenade pieds nus ?

- Oui, bien sûr !

- Et comment vous sentiriez-vous ?

- Très bien !

Le bonheur se lit sur le visage de mon interlocuteur avant même qu'il ne réponde à la deuxième question. Le simple souvenir de l'expérience suffit pour déclencher aussitôt le contentement. La vision d'un coureur pieds nus sur l'asphalte suscite en revanche, chez beaucoup de gens, une intense frayeur, voire des douleurs par procuration. Comment explique-t-on ces réactions irrationnelles face au podonudisme ?

Nous sommes les héritiers de millions d'années de marche et de course podonudistes dans notre habitat naturel, que nous désignons instinctivement par le nom évocateur de « paradis tropical », parce qu'il continue de faire rêver ceux qui ont émigré vers les régions froides et moins ensoleillées[91].

Les premiers individus de l'espèce de l'*homo sapiens* qui s'aventurèrent dans ces contrées, en quête de nourriture, découvrirent alors que leur corps nu, dépourvu de poils et de plumes, n'est pas conçu pour y survivre sans aucune protection artificielle. Ceux qui repèrent une grotte pour s'abriter pendant l'hiver furent probablement plus chanceux que d'autres.

Certains pionniers perdirent sans doute la vie des suites de gelures aux pieds, créant ainsi une phobie ancestrale qui demeure très forte, à laquelle on tente aujourd'hui de donner un fondement rationnel, comme l'hygiène ou le risque de se blesser. « Mets tes chaussures, sinon tu vas attraper froid ! » ordonnent encore des parents à leurs tout-petits, y compris à l'intérieur de logements pourtant bien chauffés. La terreur irrationnelle, qui se transmet de la sorte de génération en génération, est tellement ancrée dans l'imaginaire collectif que même des professionnels absolument convaincus des conséquences dommageables du port de chaussures n'osent pas libérer leurs pieds alors qu'ils auraient pu utilement montrer l'exemple. Comment voulez-vous dans ces conditions que des parents écoutent les conseils de ces derniers, qui préconisent de priver de chaussures les pauvres pieds des enfants ?

Il n'est donc guère surprenant que la réaction explicite ou implicite des parents soit du genre : « Merci docteur, mais, avec tout le respect que je vous dois, je tiens à la sécurité de mon enfant ! ».

On n'a pas besoin d'ôter les chaussures pour courir pieds nus, il suffit de ne pas les mettre, mais l'ignorance humaine expose encore le coureur podonudiste à des rires, des moqueries, des regards incrédules, des remarques de toutes sortes et des questions directes plus ou moins bienveillantes. Qu'importe que notre corps soit parfaitement conçu pour marcher et courir sans aucun accessoire ! Ce qui est humainement normal et naturel ne l'est plus culturellement et statistiquement dans un monde qui croit encore fermement à l'imperfection de nos pieds.

---

[91] https://www.sidy42k.com/3-2016-02-01-st-thomas-cove-marathon-us-virgin-islands.html

Mais, une fois de plus, le corps humain est une parfaite machine, dotée d'organes anatomiquement et fonctionnellement adaptés à leurs missions dans l'environnement normal de l'*homo sapiens*. Il n'a donc pas besoin de protection artificielle, puisque, à la notable exception des gonades mâles, tous les organes fragiles des mammifères se trouvent dans la boîte crânienne et dans la cage thoracique. Et si les testicules sortent du corps pour s'exiler dangereusement à l'extérieur, c'est pour une raison vitale : la température centrale les rendrait complètement inefficaces. Ceux des humains requièrent en effet une température constante de 34 °C, soit 3 °C en dessous de celle du reste du corps. Les chauffer volontairement dans des saunas, par exemple, en croyant éliminer des graisses ou de prétendues toxines peut donc compromettre la fertilité masculine, déjà quelque peu malmenée chez certains. Autrement dit, comme la sueur ne contient pratiquement que de l'eau et quelques électrolytes, l'exposition à des températures de 60 à 90 °C risque fort, hélas ! de brûler les « couilles », mais jamais les graisses.

- Ah ! c'est donc pour cela que la Finlande est beaucoup moins peuplée que la Suède ! plaisanta un Suédois, en juin 2017 à Durban, à la veille de notre participation au marathon des camarades[92].

- Je présume que vous ne mettrez plus jamais un pied dans un sauna ! répliquai-je.

- Au contraire, je m'y rendrai maintenant très volontiers !

- Est-ce une nouvelle blague de votre part ?

- Non, pas du tout, parce que j'ai déjà assuré ma descendance.

- Mais monsieur, la testostérone, alors ! Dois-je en déduire que vous n'en avez plus besoin ?

Les chaussures s'imposèrent en Europe, à une certaine période, comme un symbole de statut social, reconnaissable à la hauteur des talons, ces derniers conférant opportunément une grande stature à des personnalités bien plus petites que nous, puisque la taille moyenne des hommes européens a par exemple augmenté d'environ 11 cm entre 1870 et 1980. Corrélativement, certains prisonniers et, a fortiori, les esclaves étaient condamnés à subir l'humiliation de rester pieds nus. Quant aux pauvres, ils se virent traiter de va-nu-pieds. Pour toutes ces raisons, devenir podonudiste à notre époque implique le

---

[92] https://www.sidy42k.com/11-2017-06-04-comrades-marathon-87-km.html

franchissement d'une importante barrière psychologique et sociétale. La libération instinctive ou rationnelle du cerveau s'avère donc une condition sine qua non de l'acceptation et de la mise en œuvre de l'émancipation des pieds. La persévérance et la patience finiront ensuite par apporter l'immense récompense.

Lorsque je sors de chez moi pour la première fois pieds nus, le soir du 22 juin 2015, je me vois déjà courir sans chaussures le marathon de Saint-Pétersbourg, prévu 6 jours plus tard dans l'ancienne capitale de la Russie. Mais le passage au podonudisme se révèle beaucoup plus ardu que la transition vers les chaussures minimalistes, car, dès que je pose un pied sur le revêtement du trottoir, j'ai l'impression de marcher sur des épines, à cause, entre autres, de la rugosité particulière du sol. Je me rends alors sur la chaussée, qui se montre un peu plus clémente, pour rejoindre un stade situé à proximité. Les plantes des pieds deviennent brûlantes au bout d'à peine 5 km sur la piste, comme si j'avais foulé des braises. Fort heureusement, j'avais emporté des sandales avec moi, une prudence que je maintiendrai pendant plusieurs mois. Ainsi, dès la moindre blessure, je peux les mettre pour rentrer à la maison.

La perspective de courir mon premier marathon pieds nus est remise aux calendes grecques, mais je viens de redécouvrir un constat qui devrait interpeller ceux qui pensent que les chaussures protègent contre les excréments, car c'est bien le contraire qui se produit, à cause de l'éclatante antinomie entre « avoir la tête dans les nuages » et « rendre possible le contact direct de ses pieds avec la terre ». Le podonudiste débutant observe en effet méticuleusement le sol et ressent le moindre détail, grâce aux récepteurs tactiles plantaires, ce qui lui permet de choisir où poser ses pieds afin de minimiser la douleur et le risque de blessure. Et il y prête une attention au moins aussi forte que celle requise pour descendre les marches d'un escalier avec de hauts talons.

J'arrive à Saint-Pétersbourg, le vendredi 26 juin. Je fais la connaissance d'une étudiante chinoise sur le chemin du retrait des dossards. Li Zihui termine une année de scolarité dans le cadre d'un programme d'échange universitaire. Elle est inscrite à l'épreuve de 10 km, qui sera sa première participation en compétition. Lorsque je lui fais part de mon intention de courir pieds nus dans la ville, elle éclate de rire et accepte très volontiers de m'accompagner pour prendre les photos. « J'aime les gens qui sortent de l'ordinaire », déclara-t-elle. J'effectue d'abord plusieurs allers-retours sur la promenade centrale de l'avenue Bolshaya Konyushennaya, puis sur la Place du Palais devant l'Hermitage.

Je prends le lendemain le départ du marathon en chaussures minimalistes. De jeunes gens portent des pancartes qui annoncent chaque kilomètre. À défaut de pouvoir courir avec des pieds libres tous les 42,2 km, j'ai l'intention de me passer de chaussures sur un dixième de la distance. Après une course, jusque-là, sans aucun problème majeur, je m'arrête devant la fille qui tient le panneau du kilomètre 38 sur les bords de la Neva, quai de Robespierre, le lieu que j'avais identifié la veille sur la carte du parcours pour commencer mon expérience pieds nus lors d'une compétition, une petite révolution qui va transformer définitivement ma vie.

J'y ôte les chaussures minimalistes que je range dans un sac en plastique, puis j'essaie de repartir. Je me rends toutefois compte que je n'ai pas choisi le meilleur endroit pour dénuder mes pieds encore extrêmement sensibles, car le revêtement, refait récemment, me fait tellement mal que je marche quelques dizaines de mètres avant de trouver le courage de courir. La chaussée devient plus clémente dès le 39e kilomètre, ce qui me permet, non sans mal, de garder une allure assez rapide jusqu'à la ligne d'arrivée sur la Place du Palais, pour mon plus grand plaisir et celui des spectateurs, dont certains ont pu croire que j'ai effectué tout le marathon pieds nus[93].

De cette première expérience en compétition, je réalise que, si je tiens à réussir ma transition vers le podonudisme, je dois saisir toutes les occasions pour me réapproprier mes pieds. Cela suppose d'abord que je me déplace en chaussures minimalistes ou pieds nus chaque fois que les circonstances s'y prêtent. Habitué plutôt à courir, je ne trouve dans un premier temps aucun plaisir à marcher. Qu'à cela ne tienne ! Je vais persévérer, car je voudrais effectuer pieds nus les 42,2 km du marathon de Dublin, le 26 octobre 2015. Je commence par renoncer au bus que je prenais pour le trajet entre la gare ferroviaire et mon domicile, ce qui me permet de cumuler 6 km par jour en semaine. Je marche aussi pieds nus les week-ends et certains soirs sur les trottoirs de ma ville ou dans le stade.

---

[93] https://www.sidy42k.com/14-2015-saint-petersburg-marathon-russia.html

Un beau jour, alors que je marche pieds nus sur l'île aux cygnes pendant la pause-déjeuner, en contemplant la tour Eiffel, j'ai subitement une idée, inspirée d'un commentaire sur la femme-sandwich au marathon de la capitale française : « Si son dossard était réglementaire, sa tenue l'était moins ». Son auteur semble ignorer que les marathons n'imposent pas de code vestimentaire et que le fait de couvrir le dossard de la dame par les pancartes constitue, en revanche, une violation du règlement de la course parisienne.

Je décide alors de participer aux courses d'endurance pieds nus et en tenue traditionnelle africaine. J'essaie d'abord un boubou, qui s'avère aussi peu pratique qu'un costume ou un smoking, avec le même inconvénient, à savoir le manque d'originalité. Je voudrais plutôt quelque chose de vraiment insolite, et je trouve la solution. Porté fièrement jadis par les hommes, en particulier au Sénégal, en Guinée et en Mauritanie, le *tchaya* y apparaît désormais comme un accoutrement archaïque de va-nu-pieds. Ce vêtement m'irait parfaitement. Mais comment m'en procurer un à Paris ?

Je téléphone un dimanche soir à un couple d'amis d'origine guinéenne. C'est la femme, Raïatou, qui décroche et éclate de rire, lorsque je lui apprends que j'envisage de courir des marathons en *tchaya*.

- Saurais-tu si Aliou possède un *tchaya* ? lui demandai-je
- Il n'en a pas, mais je connais un vieux, à Paris, qui pourrait t'en coudre un, indiqua-t-elle.
- As-tu son adresse ?
- Non, mais je sais comment y aller. C'est à côté de la station de métro Château Rouge. Je t'y accompagne le week-end prochain, si cela te convient. J'ai hâte de voir un homme qui court en *tchaya* dans les rues de Paris ! termina-t-elle, en éclatant de rire.

Contrairement à leurs perceptions dans certaines cultures, les mots « vieux » et « vielle » sont, notamment chez les Peuls, des marques de considération et de respect pour les personnes âgées.

Comme je manque de patience, je profite de la pause-déjeuner du lendemain pour essayer de trouver l'atelier de couture, mais, lorsque j'y arrive finalement, je n'y vois que de jeunes tailleurs assis derrière leurs machines. « Ce n'est peut-être pas le bon endroit », pensai-je.

- Bonjour ! Je cherche quelqu'un qui pourrait me confectionner un *tchaya*, annonçai-je, en peul.

- Un *tchaya*, dites-vous ?

- Oui, un *tchaya* !

- Mais, monsieur, plus personne ne porte ce genre de vêtement, mis à part certains villageois africains !

- Disons alors que j'en suis un !

Tout le monde éclate de rire.

- Le vieux sera de retour dans quelques instants et il va pouvoir vous aider. Nous les jeunes, nous ne confectionnons que des habits modernes.

- Je vous comprends !

Le doyen me coud avec une étoffe rouge un ensemble de trois pièces (un *tchaya*, une veste et un bonnet), puis d'autres *tchayas* avec des tissus de différentes couleurs.

J'étrenne le *tchaya* rouge, le 6 septembre 2015, à La Louis XIV, une course de 14 km, qui part du château de Versailles et se termine dans celui de Saint-Germain-en-Laye, organisée dans le cadre du tricentenaire du décès du Roi-Soleil. Je voulais effectuer l'épreuve pieds nus, mais je découvre que le sol caillouteux ne s'y prête pas.

« Vive le président africain ! » lança un spectateur, qui a pris mon *tchaya* pour un déguisement, et qui a sans doute déjà acclamé des participants habillés comme Louis XIV.

Je prends le dimanche suivant le départ du marathon de Tallinn en chaussures minimalistes, que je voudrais enlever au 21e kilomètre, mais des douleurs aux pieds à partir du 15e kilomètre m'en dissuadent. Je ne libère mes pieds qu'au 42e kilomètre. Je rentre le lendemain en France. Lorsque j'arrive sur le quai du RER C à la gare Saint-Michel Notre-Dame, à Paris, mon regard croise celui d'un jeune Africain.

- Bonjour, monsieur ! ne le prenez pas mal, mais c'est drôle de voir, à Paris, un homme en *tchaya*, annonça-t-il en souriant.

- Bon, puisque vous le dites !

- De quel pays êtes-vous ? me demanda-t-il.

- Du Kenya, indiquai-je pour connaître sa réaction.

- Je le savais ! s'exclama-t-il.

- Vraiment ?

- Oui, parce que je lis sur votre t-shirt que vous courez des marathons.

- Et vous, de quelle partie d'Afrique venez-vous ?

- Du Sénégal !

Je lui parle en français, certains Sénégalais reconnaissent facilement mon phénotype d'un Peul et je porte un *tchaya*, une tenue typiquement ouest-africaine. Mais mon interlocuteur m'a aussi pris pour un Kényan.

J'arrive le 18 septembre à Moscou, où mon *tchaya* rouge ne passe pas inaperçu. Il attire beaucoup de regards, y compris celui d'un coureur africain que je rencontre au retrait des dossards.

- Salut, de quel pays viens-tu ? lui demandai-je en anglais.

- Du Kenya. Et toi ?

- Je suis d'origine guinéenne, mais beaucoup de gens me prennent pour ton compatriote.

- Est-ce à cause de la couleur de ta peau ?

- Oui. Et ils prétendent que nous avons des gènes de vitesse !

Nous éclatons de rire et nous passons nos téléphones portables à Julia Belyaeva, avec qui j'avais fait connaissance en 2014 au marathon de Berlin, afin qu'elle nous prenne des photos de souvenir.

- Je m'appelle Lazarus ! dit-il.

- Enchanté ! Moi, c'est Sidy. Je te souhaite la victoire demain.

- Merci ! répondit-il en joignant ses deux mains devant sa poitrine et en dirigeant son regard vers le plafond.

Kiptoo Lazarus Kimutai remporte le marathon de Moscou en 2 h 19 min 35 s, devant le Moscovite Sergey Zyryanov (2 h 19 min 58 s). Quant à moi, je renouvelle mon expérience de Saint-Pétersbourg, en ôtant les chaussures minimalistes au kilomètre 38. À l'issue de la course, je me rends pieds nus à la Place rouge où j'attire de nombreuses prises de photos, parfois un peu à la sauvette, et de commentaires en russe desquels je comprends deux mots qui reviennent fréquemment : « marathon » et « pieds nus »[94].

La semaine suivante, je me lance dans le marathon de Varsovie avec l'intention de garder les chaussures minimalistes jusqu'au 30ᵉ kilomètre, mais, pris d'impatience, je m'arrête devant le panneau du kilomètre 28, et je libère mes pieds pour le dernier tiers du parcours. Et, constatant que tout se déroule bien, j'accélère vers la fin pour terminer la course en moins de 4 heures[95].

---

[94] https://www.sidy42k.com/16-2015-moscow-marathon.html
[95] https://www.sidy42k.com/17-2015-warsaw-marathonle-marathon-de-varsovie.html

Je poursuis ma progression podonudiste le dimanche d'après au marathon de Bucarest que je commence en chaussures minimalistes. Je sais d'emblée que le *tchaya* ne passera pas inaperçu dans la capitale roumaine, mais je n'imaginais pas à quel point j'allais attirer l'attention. J'ôte cette fois les chaussures dès le 21e kilomètre, suscitant davantage de curiosité auprès des spectateurs et des autres coureurs. Je termine la course en 3 h 57, comme à Varsovie. Commence alors une longue séance photo dans la zone d'arrivée, puis j'apprends que l'on m'attend sur la tribune officielle pour le concours de déguisement que je remporte[96].

Je pars ensuite pour une visite du Palais du parlement, appelé également la Maison du peuple. Je rejoins un groupe composé de Roumains et de plusieurs étrangers. Nous terminons le tour des lieux par l'imposant balcon du palais, qui donne sur la place de la Constitution. Notre guide nous apprend que c'est de là que le roi de la musique pop, Michael Jackson, avait annoncé à ses fans de Bucarest : « C'est génial de se trouver ici à Budapest ! » À l'instar de Michael, un nombre non négligeable de gens et certaines agences de voyages confondent les noms des capitales de la Roumanie et de la Hongrie. C'est ainsi que quelque 400 supporters de l'Atletic Bilbao se retrouvèrent par erreur à Budapest. Privé des encouragements de ses fervents supporters, l'Atletic Bilbao s'inclina par 3 buts à 0 devant l'Atlético de Madrid, le 9 mai 2012, à Bucarest. C'était la finale de l'Europa League de football[97].

Je voulais dans un premier temps ôter les chaussures minimalistes de plus en plus tôt à chaque marathon dans l'objectif de réussir, le 26 octobre à Dublin, mon premier marathon totalement pieds nus. Mais lorsque je réalise que le 5e anniversaire de mon premier marathon coïncide, à un jour près, avec le marathon de Zagreb, je décide de courir les 42 km avec des pieds libres.

Il pleut, la température est glaciale et des vents soufflent très fort dans la capitale croate, ce dimanche 11 octobre 2015, au moment où je

---

96 https://www.sidy42k.com/18-2015-bucharest-marathonle-marathon-de-bucarest.html
97 http://www.larazon.es/historico/4464-fatal-destino-para-400-hinchas-que-confundieron-bucarest-con-budapest-HLLA_RAZON_457821

me lance pieds nus et en tenue traditionnelle africaine (un *tchaya* vert, avec la veste et le bonnet assortis) dans la course, que je compte effectuer en 4 h 55 environ, soit 5 minutes en dessous du temps maximal autorisé. Je m'attends candidement à ce que tout se passe bien, mais je constate au bout d'une vingtaine de minutes que je ne sens plus mes pieds. Ils sont tellement engourdis, à cause du froid, que j'ai l'impression qu'ils ne font plus partie de mon corps. Pourrait-on imaginer de pires conditions pour un podonudiste débutant ? Si seulement j'avais emporté des chaussures avec moi, je n'aurais pas hésité à les mettre de suite.

Lorsque l'on est exposé à un niveau de froid qui rend difficile le maintien de la température du corps à 37 °C, certaines parties de l'organisme comme les pieds et les mains subissent une ischémie plus ou moins sévère pour limiter la déperdition thermique. Mais une forte réduction, voire la suppression totale du flux sanguin peut entraîner la nécrose des tissus concernés, le cerveau arbitrant en faveur du moindre mal entre l'hypothermie, potentiellement létale, et la perte éventuelle de certains organes non vitaux.

Comme j'exclus d'abandonner la course, je dois choisir entre deux options qui équivalent à tomber de Charybde en Scylla : soit je continue à la même allure avec le risque de gelures ou d'amputations, soit j'accélère pour augmenter la production de chaleur par mon corps avec la certitude d'abîmer mes pieds très fragiles. Terminer mon premier marathon podonudiste sous la barre de 5 h était déjà un grand défi puisque je n'ai commencé à me passer des chaussures que depuis à peine 3 mois et demi. Toutefois, comme des pieds blessés, mais encore récupérables valent mieux que leur perte définitive, je décide d'avancer plus vite avec, désormais, l'objectif de franchir la ligne d'arrivée en moins de 4 h.

Les circonstances du jour ne s'y prêtent pourtant vraiment pas. En premier lieu, comme mes lunettes embuées et la présence de plusieurs flaques d'eau me privent d'informations visuelles sur le sol, je ne suis pas en mesure d'esquiver d'éventuels petits cailloux et autres objets potentiellement dangereux.

Deuxièmement, l'information la plus essentielle, à savoir la sensation de douleur aux plantes des pieds, me fait totalement défaut. La douleur n'est pas un mal en soi, mais le moyen par lequel le cerveau nous fait comprendre que quelque chose ne va pas bien, voire de nous contraindre à réduire ou à arrêter carrément une activité dommageable pour notre corps. L'extrême hypersensibilité plantaire et les douleurs qui en résultent, perçues à tort comme le problème des podonudistes débutants, servent à éviter que l'individu n'abîme ses pieds ou ses jambes, trop fragilisés par le port de chaussures. La normalisation progressive de la couche cornée, consécutive au retour à la déambulation et à la course pieds nus, va ainsi de pair avec le renforcement et l'adaptation de toutes les composantes des pieds et des jambes.

J'inspecte de temps en temps mes pieds et, n'y constatant aucune lésion apparente, je finis naïvement par croire au miracle. Je m'offre même le luxe de sprinter sur la dernière ligne droite, terminant la course en 3 h 57. Je marche ensuite, en grelottant, environ 2 km jusqu'à l'hôtel. À peine arrivé dans ma chambre, je me débarrasse des habits trempés, puis je fonce dans la salle de bains pour prendre une douche. C'est alors que sonne l'heure de vérité.

Les plantes de mes pieds commencent à brûler dès le retour de l'irrigation sanguine et le réveil des terminaisons nerveuses. Je suis évidemment plus que ravi de sentir des douleurs pourtant tellement atroces que je dois me tenir debout sur les talons. Elles attestent en effet que les tissus de mes pieds, bien que martyrisés, ont survécu à l'épreuve du froid impitoyable. J'aurais seulement préféré subir des souffrances un peu moins intenses. J'ai envie de sauter de joie, mais je me retiens, conscient de la difficulté d'atterrir en équilibre sur un sol lisse et couvert d'eau savonneuse, sans compter le risque d'aggravation des blessures[98].

Dès que je me connecte au réseau Wi-Fi, je reçois un message électronique de Lana Mindoljevic, une journaliste du quotidien croate Jutarnji List, qui souhaite me rencontrer. Leur photographe venait de lui envoyer des images qui montrent un coureur pieds nus. Nous nous retrouvons une demi-heure plus tard dans le hall de l'hôtel. J'ai dû descendre en marchant sur les talons, car la moindre pression sur d'autres zones plantaires déclenche une douleur insupportable. L'interview a lieu dans une des salles de conférence. Son article sera publié le lendemain par le journal croate, puis repris en anglais par le magazine en ligne Croatia Week.

Je vais très tôt au lit ce soir-là avec l'espoir qu'un long sommeil me permettra de retrouver le lendemain ma mobilité, au moins partiellement, afin que je puisse rentrer en France sans avoir besoin

---

[98] https://www.sidy42k.com/19-2015-zagreb-marathon.html

d'une assistance. Je constate cependant au réveil que les deux pieds ont tellement gonflé pendant la nuit que je ne peux plus mettre des chaussures et que la plante du pied gauche est toujours aussi hypersensible. J'ai davantage de chance du côté de mon pied droit qui me fait un peu moins mal.

C'est également pieds nus sous le froid, le vent et la pluie que je me lance dans le marathon de Dublin, et je suis vêtu de la même tenue traditionnelle africaine qu'à Zagreb, mais, expérience oblige, je suis mieux préparé cette fois, car je porte sous la veste deux t-shirts, un anorak et un poncho. En limitant ainsi la déperdition de ma chaleur corporelle, je réussis à éviter l'ischémie des pieds, ce qui me permet de choisir mon allure avec un seul objectif : franchir la ligne d'arrivée dans de bien meilleures conditions que dans la capitale croate. En me voyant pieds nus, les gens applaudissent et m'adressent des paroles d'encouragement. D'autres personnes se contentent de lever le pouce. Plusieurs coureurs me tapent un peu trop fort sur les épaules.

J'effectue des très petites foulées jusqu'au 40e kilomètre dans le but de réduire davantage la force de l'impact sur mes pieds. Comme tout va vraiment bien cette fois et que ma montre GPS affiche un temps cumulé de 4 h 48, j'accélère pour finir le marathon en moins de 5 h. Je ne pouvais espérer mieux à l'arrivée. Mes pieds me font certes un peu mal, mais je ne constate aucune lésion.

Je croise sur le chemin de retour à l'hôtel un homme que j'entends dire au petit garçon qui marche à ses côtés : « Il est habillé pour Halloween ». Tous les deux venaient de me scruter étrangement, de la tête aux pieds. « Voilà un père qui ne connaît pas la réponse à la question de son enfant et qui ne veut pas l'avouer », pensais-je[99].

---

[99] https://www.sidy42k.com/20-2015-dublin-marathon.html

Chapitre XX : Décès sur les parcours des marathons

Le 8 novembre 2015, je prends sur la promenade des Anglais, à Nice, le départ de mon troisième marathon pieds nus, par un temps excellent. J'ai recours à toutes les tactiques du podonudiste novice afin de préserver au mieux mes pieds. Je ralentis lorsque la rugosité de la chaussée me l'impose, et j'accélère là où l'état du sol le permet. J'évite les petits cailloux et d'autres objets qui gisent sur le sol. Je cherche du répit sur les lignes blanches ou jaunes, et parfois sur le trottoir. La course d'un podonudiste débutant ressemble manifestement à un exercice de zigzag et de patience.

Du fait de l'irrégularité de mon allure, je me fais dépasser souvent et je dépasse à mon tour des coureurs, sans que ces derniers comprennent toujours la raison. Une jeune dame me rattrape, ralentit et m'interpelle.

- Bonjour, je m'appelle Magali. Vous souvenez-vous de moi ? On avait échangé il y a un an sur un vol de Paris à destination d'Athènes. Grâce à vous, je participe aujourd'hui à mon premier marathon.

- Bonjour Magali, je suis ravi de votre décision, et d'être ici le témoin du bonheur qu'elle vous apporte. J'espère maintenant que vous rejoindrez un jour la tendance pieds nus !

- Je ne vous promets rien, mais je vais y penser.

Nous nous approchons du 21e kilomètre du marathon sur la route du bord de mer, à Antibes, lorsque nous apercevons devant nous un petit attroupement au milieu de la chaussée. Une équipe médicale est en train de réanimer un coureur allongé sur le dos et portant un dossard vert, celui des relayeurs à deux, ce qui signifie que le malheur a frappé à quelques centaines de mètres du passage de témoin.

« Il a été vraisemblablement victime d'un infarctus du myocarde, appelé communément crise cardiaque ; j'espère qu'ils réussiront à le sauver », indiquai-je à Magali. Je déduis de son silence que ce que nous venons de voir a dû la troubler. Je décide donc de ne plus en parler. Nous continuons ensemble jusqu'à une zone particulièrement rugueuse qui me contraint à ralentir. Magali adapte spontanément son allure pour rester avec moi, mais je lui suggère aussitôt de reprendre son rythme normal. Elle s'éloigne alors progressivement.

Mes pieds suscitent de nombreuses réactions de la part d'autres coureurs et surtout des spectateurs : « Il est pieds nus ! » « C'est un fou ! » « Il doit se faire vraiment mal ! » « Il va se blesser ! » Les questions de toutes sortes fusent également : les gens veulent savoir si j'ai froid ou chaud aux pieds, si ces derniers brûlent, les raisons de mon aliénation mentale, si j'ai oublié mes baskets, etc.

À vrai dire, je ne m'attendais pas à des interpellations d'une telle véhémence si près des plages de la Côte d'Azur sur lesquelles les habitants et les vacanciers jouent, bronzent et flânent allègrement avec leurs pieds en liberté. Les réactions de certaines personnes pourraient s'expliquer par le fait qu'un coureur podonudiste leur rappelle instinctivement notre animalité refoulée et qui nous hante. Et les hostilités les plus virulentes proviennent parfois, étonnamment, d'individus chez lesquels le port systématique de chaussures ne remonte qu'à une époque plus ou moins récente.

Je franchis sans peine ni douleur la ligne d'arrivée sur le boulevard de la Croisette, à Cannes, en 4 h 44. Des gens qui m'ont remarqué sur le parcours en sont surpris. Certains veulent voir les plantes de mes pieds, que je leur montre évidemment très volontiers[100].

« Insolite » sera le titre de l'article que le quotidien Nice Matin consacrera le lendemain au coureur podonudiste sur le macadam, qui perturbe la tranquillité de certaines personnes qui ne jurent que par les baskets. J'apprends par ailleurs dans les colonnes du même journal que le relayeur n'avait pas survécu. Il venait de la région parisienne et il

---

[100] https://www.sidy42k.com/21-2015-marathon-des-alpes-maritimes--2015-french-riviera-marathon.html

n'avait que 35 ans. C'est la troisième victime d'une crise cardiaque létale dans une course à pied à laquelle je participe. Les deux autres décès eurent lieu à Chicago, d'abord celui d'un homme de 26 ans, le 4 juin 2011, lors d'un semi-marathon, puis l'effondrement, 4 mois plus tard, d'un coureur de 35 ans qui participait au marathon de la ville. Et le malheur ne s'arrête pas là, mais devrait-on pour autant en avoir peur ?

La question du rapport risques/avantages des courses à pied sur de longues distances ne manque pas de légitimité, puisque toute activité physique, y compris pour la procréation, peut augmenter le risque de crise cardiaque chez certains humains. Des décès en épectase ont ainsi permis à quelques personnalités de passer à la postérité. Il « croyait qu'il venait, mais il partait », ironisa le New York Magazine, à propos d'une de ces situations parfois fort embarrassantes[101].

La couverture médiatique des issues fatales lors d'un marathon contribue à consolider la légende tragique de Philippidès, mais le risque encouru se révèle en réalité plutôt faible, soit de l'ordre de 1 sur 259 000 coureurs, selon les résultats d'une étude, qui a porté sur 10,9 millions de coureurs, publiés en janvier 2012 dans le NEJM[102]. Les auteurs n'ont en effet constaté que 59 crises cardiaques, dont 42 mortelles. L'examen des dossiers médicaux des victimes a établi qu'une pathologie cardiovasculaire sous-jacente est à l'origine de l'infarctus du myocarde dans la plupart des cas, avec une plus forte probabilité de cardiomyopathie hypertrophique chez les plus jeunes coureurs et d'athérosclérose parmi les plus âgés.

À titre de comparaison, le nombre de décès annuels aux États-Unis des suites d'une pathologie cardiaque s'élève en revanche à 610 000, et l'infarctus du myocarde frappe un Américain toutes les 42 secondes[103]. L'Institut national de la santé et de la recherche médicale (INSERM) estime pour sa part que quelque 120 000 Français subissent une crise cardiaque par an, avec un taux de mortalité de 15 %, soit 18 000 décès dans l'année ou près de 50 par jour[104]. L'OMS nous apprend par ailleurs

[101] https://en.wikipedia.org/wiki/Death_during_consensual_sex
[102] The New England Journal of Medecine (NEJM) :
http://www.nejm.org/doi/full/10.1056/NEJMoa1106468#t=articleResults
[103] https://www.cdc.gov/dhdsp/data_statistics/fact_sheets/fs_heart_disease.htm
[104] http://www.inserm.fr/thematiques/physiopathologie-metabolisme-nutrition/dossiers-d-information/infarctus-du-myocarde

que les maladies cardiovasculaires tuent 17,5 millions de personnes par an, soit 31 % de la mortalité mondiale totale[105].

La probabilité de mourir d'une crise cardiaque lors d'un marathon demeure relativement faible en somme. Elle pourrait même baisser, si, en plus de passer les examens médicaux adéquats et de suivre les conseils de leurs médecins, les coureurs deviennent capables de reprendre au cerveau reptilien le contrôle de leur corps. Autrement dit, il faudrait savoir arrêter sa course avant d'en mourir, car persister dans une activité physique devenue trop dangereuse ne relève pas de l'héroïsme, mais de l'obéissance aveugle au cerveau primitif qui prend facilement le risque de sacrifier des individus dans l'intérêt de la survie de l'espèce. Le mécanisme instinctif fonctionne bien en général. Il a ainsi permis à nos ancêtres de surmonter beaucoup de difficultés et des périls de toutes sortes, de nourrir les membres de la tribu et d'assurer leur descendance. Mais il est parfois trop décalé par rapport à notre monde actuel, dans lequel nous faisons face à des dangers de toute autre nature.

Une fois de plus, le cerveau reptilien interprète nos marathons comme des chasses à l'épuisement pour nourrir nos bébés et, quand ces derniers ont faim, les parents n'hésitent pas, le cas échéant, à risquer leur vie pour leur trouver à manger, car la survie de l'espèce en dépend. Les manchots de Magellan, qui se rendent sur l'île Magdalena, au large de Punta Arenas, pour la saison de reproduction, passent par exemple plusieurs semaines sans se nourrir : ils régurgitent tous les poissons qu'ils attrapent dans les becs de leurs petits jusqu'à ce que ces derniers acquièrent leur indépendance alimentaire pour quitter le nid. Nous, les humains, avons résolu le problème d'accès à la nourriture. Mais nous avons hissé une activité normale, c'est-à-dire le marathon, au rang d'une « épreuve reine » prétendument réservée à des individus performants. Le retour à l'humilité et à la raison devrait permettre à chaque coureur, qui commence à se sentir mal, de dire à son cerveau reptilien : « Écoute-moi bien : notre alimentation est garantie toute l'année, nous ne chassons pas vraiment, tu n'as donc pas besoin de me pousser jusqu'à en rendre l'âme ».

---

[105] http://www.who.int/mediacentre/factsheets/fs317/fr/

Chapitre XXI : Vendredi, nous courrons donc un marathon à San Escobar

Dans le film du réalisateur américain Mel Stuart, « *If It's Tuesday, This Must Be Belgium* » (*Mardi, c'est donc la Belgique*), un groupe de touristes américains effectue un tour de 7 pays européens en 18 jours. Le 14 septembre 2015, des Espagnols qui venaient de visiter les trois pays baltes dans le cadre d'un voyage organisé m'avaient abordé à l'aéroport de Tallinn en espagnol, en illustrant leurs propos, prononcés très lentement, par des gestes censés m'aider à comprendre. Ils voulaient savoir si j'avais gagné, la veille, le marathon de la ville. Je leur avais alors expliqué dans leur langue les raisons pour lesquelles je ne pouvais pas remporter la course, avant de les interroger à mon tour : « Connaissez-vous le nom de la capitale de chaque pays balte ? ». Une nouvelle tendance consiste à effectuer ce genre de périple dans le but de participer à un marathon dans chaque pays ou continent visité.

Je suis inscrit à la première édition du défi de la Caraïbe méridionale, organisée par Ziyad Rahim. Le programme prévoit un marathon sur une différente île tous les jours de la semaine, sauf le mardi que nous passerons en mer, en route pour la Barbade. « Nous pourrions courir ce jour-là un marathon sur la piste de jogging du paquebot », pensai-je. Après la création dans les réseaux sociaux d'un groupe qui réunit les participants, quelques jours avant le début de la croisière, je propose donc que l'on ajoute un marathon sur le pont du navire.

J'arrive le vendredi 29 janvier 2016, à Porto Rico, et je passe la nuit dans le vieux San Juan, que je visite le lendemain, en parcourant 8 km pieds nus. Je rejoins dans l'après-midi les autres participants dans un hôtel, à Bayamon. Nous prenons le dimanche matin, sur une piste de jogging, le départ de notre marathon à San Juan. Étant donné que je n'ai jamais effectué plus de 2 marathons en 7 jours, j'applique la stratégie que je m'étais fixée pour le programme, à savoir courir 21 à 25 km, puis marcher tranquillement le reste de la distance[106].

Le *tchaya* que je porte pour la première fois dans une course tropicale se révèle étonnamment adapté au climat chaud et humide, puisque je n'ai rencontré aucun problème alors que je débarque de l'hiver parisien. Cet habit facilite donc la vie des humains dans leur habitat naturel, grâce à ses capacités thermorégulatrices, induites par son grand volume. Son gonflement pendant un sprint de survie, à l'époque où nos ancêtres se trouvaient encore dans la chaîne alimentaire, pourrait aussi impressionner certains prédateurs et les inciter à chercher leur repas ailleurs.

Notre groupe de croisiéristes atypiques prend dans l'après-midi la direction du port de San Juan où nous embarquons avec des milliers de passagers sur un paquebot. Je n'avais jusque-là jamais envisagé d'effectuer une croisière, mais la perspective de participer en une semaine à des marathons sur plusieurs îles caribéennes m'a paru une formule très séduisante, qui permet en plus de réduire considérablement les coûts de ces marathons, en temps et en argent.

Nous arrivons le lundi matin aux îles Vierges américaines. Les organisateurs de notre marathon nous accueillent à la sortie du bateau. Le parcours est un aller-retour sur le trottoir et sur la promenade du front de mer où l'on peut lire un message gravé en grosses lettres : « United States Virgin Islands America's Paradise ». Je commence la course par un aller-retour pieds nus, je mets les chaussures minimalistes pour les 6 tours suivants, puis je les enlève pour effectuer le dernier tour avec des pieds de nouveau libres[107].

---

[106] https://www.sidy42k.com/2-2016-01-31-san-juan-harbor-marathon-puerto-rico.html
[107] https://www.sidy42k.com/3-2016-02-01-st-thomas-cove-marathon-us-virgin-islands.html

Je participe, le mardi matin, au premier marathon sur le pont d'un navire de croisière avec Kevin Brosi (président et cofondateur de Marathon Globetrotters), Jane Sturzaker, Marit Janse et Vagn Kirkelund.

Nous avions abordé la veille la question du comptage, long et fastidieux, des 234 tours que nous devons effectuer sur la piste de jogging de 181 mètres, située sur le pont supérieur de la poupe du paquebot. Lorsque l'idée d'utiliser nos montres GPS fut lancée, j'avais répliqué que dans ce cas nous allions faire le marathon le plus facile du monde, et en un temps record, car il suffirait d'activer les GPS et de flâner, en attendant que le navire qui poursuit sa navigation à destination de Bridgetown parcoure 42,2 km.

Comme personne ne se porte volontaire pour nous compter les tours, chacun de nous doit s'en charger soi-même, ce qui ne me pose aucun problème, puisque j'ai l'habitude de monter et descendre beaucoup de marches d'escalier en les comptant mentalement. J'ai quand même pris un stylo et un papier pour y tracer un trait chaque fois que je complète 10 tours. Après 4 traits verticaux, le suivant me sert à les barrer afin de constituer un ensemble de 50, puis je change de direction pour les prochains 50 tours. Lorsque je cours à bâbord dans le sens contraire des aiguilles d'une montre, le vent de face souffle parfois tellement fort qu'il a tendance à me repousser en arrière, du fait que le volumineux tissu du *tchaya* forme une sorte de voile. Les concepteurs de cet accoutrement ne pouvaient évidemment pas prévoir un usage aussi détourné de leur ingénieuse invention. Je profite en revanche de l'aubaine éolienne dans la direction inverse. J'effectue les 200 premiers tours pieds nus, puis je mets des chaussures minimalistes, car la piste est devenue entre-temps trop chaude pour mes pieds encore très fragiles[108].

Lorsque nous débarquons le lendemain à Bridgetown, nous nous attendons à rencontrer comme prévu les organisateurs de notre marathon, mais ces derniers ne sont pas au rendez-vous et ils ne répondent pas non plus au téléphone. En attendant d'avoir de leurs nouvelles, nous décidons d'effectuer des allers-retours sur une distance

---

[108] https://www.sidy42k.com/4-2016-02-02-carnival-cruise-marathon-caribbean-sea--mer-des-caraiumlbes.html

de 1 km. Le parcours commence dans le petit parc situé en bord de mer près du terminal portuaire réservé aux navires de croisière, puis continue sur une rue. Une voiture ayant bien failli renverser un membre de notre groupe dans une intersection, nous choisissons à notre retour de courir uniquement à l'intérieur du parc.

À l'arrivée des organisateurs, on nous demande de continuer sur le parcours qu'ils ont prévu, mais qui se révèle un des plus dangereux en milieu urbain, avec plusieurs intersections totalement ouvertes à la circulation, des camions et d'autres véhicules qui sortent du port de marchandises et de larges fossés d'égouts à ciel ouvert, que nous devons franchir en sautant. L'absence de trottoir par endroits nous oblige de surcroît à nous disputer la chaussée avec les automobilistes. Nous décidons unanimement de terminer le premier aller-retour, mais de ne plus y revenir. La suite l'épreuve se déroule exclusivement dans le petit parc[109].

« Il fait très beau, le soleil brillera toute la journée ! » nous informa le lendemain matin, à Castries, une personnalité qui croyait nous annoncer une excellente nouvelle. Elle nous prend pour des touristes en quête de soleil tropical, puisque nous venons pour la plupart de l'hiver européen et nord-américain. Nous aurions pu répondre que nous aurions, au contraire, apprécié un temps couvert et pluvieux pendant tout le marathon. Mais nous nous contentons de la remercier pour le chaleureux accueil, la logistique gentiment mise à notre disposition et pour l'organisation de la course dans la localité de Cul-De-Sac où nous effectuons des allers-retours sur une route qui traverse une grande bananeraie[110].

Le paquebot jette l'ancre le vendredi matin 5 février, à Saint-Christophe-et-Niévès ou peut-être à San Escobar[111].

Notre marathon se déroule sur une boucle d'un mile autour d'un lac situé dans les environs de Basseterre. Je commence la course avec des pieds libres, mais la section du parcours qui longe la plage de Frigate Bay s'avère trop caillouteuse. Je mets donc les chaussures minimalistes à l'issue du premier tour et je les garde jusqu'à la fin du 25e tour.

---

[109] https://www.sidy42k.com/5-2016-02-03-carlisle-bay-marathon-bridgetown-barbados.html

[110] https://www.sidy42k.com/6-2016-02-04-pitons-peak-marathon-castries-saint-lucia.html

[111] San Escobar est un fantastique pays insulaire qui verra le jour en janvier 2017 (cf. : https://en.wikipedia.org/wiki/San_Escobar)

J'entame le dernier tour pieds nus avec l'intention de marcher, mais le sol est devenu dans l'intervalle tellement chaud que je dois courir, en effectuant des petits pas très rapides, de sorte que mes pieds restent le moins longtemps possible au sol[112].

Je demande plus tard au chauffeur qui nous ramène au terminal portuaire de me laisser descendre en centre-ville, car je ne voudrais pas quitter Basseterre sans rendre visite à la place de l'Indépendance, un endroit qui abritait autrefois un des plus grands marchés d'esclaves dans la Caraïbe.

Je constate le soir dans ma cabine que mon talon gauche a gonflé, mais l'œdème est heureusement asymptomatique. J'ai sans doute trop marché sur les parcours des 6 premiers marathons, sollicitant d'autant mes talons, qui ont l'air d'avoir atteint leurs limites. Je décide donc de les épargner à l'occasion du 7ᵉ et dernier marathon, prévu le lendemain dans la partie néerlandaise de Saint-Martin. Et puisque j'envisage de courir cette fois sur toute la distance et que je dispose de réserves, je pense pouvoir remporter l'épreuve.

Le vainqueur des 6 premiers marathons s'attend pour sa part à réussir le grand chelem, mais il semble désormais quelque peu fatigué alors que je me sens en pleine forme, grâce à la combinaison de la course et de la marche. Un autre coureur, qui ne participe qu'à deux marathons dans le cadre de la croisière, peut également prétendre à la victoire, car il était resté longtemps en tête au marathon à Sainte-Lucie qu'il espérait gagner, mais il finit par se laisser dépasser. Étant donné mes piètres performances précédentes, personne n'imagine que je puisse rivaliser avec eux. Je suis donc le seul à penser que leur duel pourrait bien porter pour la 2ᵉ place.

Saint-Martin demeure décidément une terre de compétition, puisque la légende locale raconte que le partage de l'île entre la France et les Pays-Bas avait été tranché par une course à pied entre un Français et un Néerlandais, chacun voulant remporter le plus grand morceau de territoire pour son pays. Ils étaient partis d'un endroit de la côte, le Français en direction du nord, le Néerlandais vers le sud, l'accord étant que le tracé de la frontière sera une ligne qui relie leur point de départ à celui de leur rencontre sur la côte opposée. Mais le Néerlandais qui

---

[112] https://www.sidy42k.com/7-2016-02-05-st-kitts-waterfall-marathon-basseterre-saint-kitts-and-nevis.html

avait un peu trop bu tombait sans cesse. C'est pour cette raison que la partie néerlandaise de l'île est plus petite que celle de la France.

Juan Pablo Piscione, un Argentin tombé amoureux de l'île alors qu'il naviguait dans la région, et d'autres membres du club local de triathlon nous accueillent très chaleureusement. Notre marathon consiste en une boucle de 8 km, qui nous fera découvrir les hauteurs de la ville, suivie de 12 allers-retours sur une partie de la promenade du bord de mer et de la plage. Le décor est fin prêt, ce samedi 6 février 2016, pour une nouvelle compétition à Saint-Martin, qui oppose un Français à un autre Européen, cette fois pour le titre d'une course à pied de 42,2 km. Je me détache du peloton dès le coup d'envoi, en compagnie du jeune Kai Piscione, qui nous sert de guide sur les 10 premiers km. Certains participants tentent vainement de nous suivre. Je remporte l'épreuve en 4 h 36. Nous avions tous dû ralentir pour deux raisons : la présence de touristes de plus en plus nombreux sur la promenade et la hausse des températures[113].

Notre périple prend fin le lendemain à San Juan. La croisière, dont nombre de personnes rêvent, a consisté, en ce qui concerne certains membres de notre groupe, à nous réveiller tous les jours tôt le matin pour parcourir une distance de 42,2 km sous le soleil, la chaleur et l'humidité, dîner ensemble à partir 18 h, dormir quelques heures et recommencer le même programme. Nous sortons pourtant de cette cadence, que l'on pourrait qualifier d'infernale, avec beaucoup plus d'énergie que les quelque 3 000 autres vacanciers qui croyaient « recharger leurs batteries » par le repos, tout en consommant peut-être trop de nourriture et de boissons au risque de prendre des kilogrammes supplémentaires qu'ils auront ensuite sans doute du mal à perdre.

Et ce constat ne devrait pas surprendre, car, à l'instar des batteries des automobiles qui se déchargent lorsque les moteurs ne tournent pas, celles des humains ont besoin d'activité physique intense pour maintenir ou renforcer leurs puissances. Mais alors que l'on peut facilement remplacer la batterie morte d'un véhicule, l'épuisement total des batteries humaines signifie la perte de l'autonomie physique et parfois cognitive. Mieux vaut donc renouer avec la course à pied pendant que les batteries sont encore rechargeables, plutôt que de se

---

[113] https://www.sidy42k.com/8-2016-02-06-philipsburg-waterfront-marathon-sint-maartenst-martin.html

résigner sur son sort ou de compter vainement sur des remèdes miracles.

L'effort physique soutenu est la solution efficace contre la fatigue physique ou mentale et la perte prématurée d'autonomie. Il permet en même temps de maintenir ou de recouvrer son poids idéal, et, évidemment, de se prémunir contre les maladies chroniques.

« Mais, moi, je n'ai pas le corps d'un coureur », affirment certaines personnes en situation de surpoids qui prennent donc les conséquences pour la cause de leur inactivité physique. C'est comme se plaindre de n'avoir pas les mains d'un pianiste alors que l'on n'a jamais touché un instrument de musique à clavier, ou invoquer le manque de don pour les langues pour justifier ses éventuelles insuffisances dans ce domaine. Comment le cerveau qui a su maîtriser aisément la langue maternelle deviendrait-il subitement réfractaire à l'apprentissage de celle du voisin ?

Tous les individus de notre espèce naissent avec les capacités pour apprendre les langues, mais leur conservation semble appartenir à ceux qui s'efforcent d'élargir leurs horizons linguistiques. Placez n'importe quel nourrisson auprès de n'importe quelle famille dans le monde, le bébé parlera parfaitement la langue de cette dernière. Et si, par exemple, les parents adoptifs habitent aux Pays-Bas, l'enfant pourra apprendre plusieurs langues.

Commencer à courir des marathons à un âge avancé peut se révéler cependant plus facile qu'apprendre tardivement une première langue étrangère, sans doute parce que la connaissance de la langue maternelle suffisait pour pouvoir communiquer avec sa propre communauté alors que parcourir de longues distances pour trouver de quoi s'alimenter demeure une activité normale que les humains sont censés exercer à vie. C'est pour cette raison que même des personnes de plus de 90 ans courent de nos jours des marathons.

Chapitre XXII : La mélanine ne court pas

J'arrive pieds nus et vêtu d'un *tchaya* à Dakar, le vendredi 12 février 2016. Je me rends le lendemain matin au centre international de conférence, situé à 35 km, pour retirer mon dossard du marathon de la capitale sénégalaise.

- Que cherches-tu ici ? me demanda l'agent de sécurité posté à l'entrée.

- Je souhaiterais récupérer mon dossard.

- Va-t'en ! Tu pourras revenir cet après-midi, si tu veux !

- Monsieur, j'arrive de Paris…

- Je t'ordonne de partir ! insista-t-il.

Je comprends qu'il m'a pris pour un va-nu-pieds africain, habillé en *tchaya*, qui de surcroît prétend venir de Paris. Et ça l'agace. Je réalise que j'aurais dû porter des vêtements «modernes». Le taxi me ramène en ville. Je pars ensuite visiter l'île de Gorée, y compris la Maison des esclaves, dont le récit officiel est désormais contesté. À mon retour à l'hôtel, j'adresse un message électronique de détresse aux organisateurs du marathon, puis je leur téléphone, mais personne ne décroche. Ils ne répondront à mon courrier que le 18 février, soit 4 jours après la course, par une question étonnante : «Avez-vous pu retirer votre dossard ?».

Lorsque je retourne dans l'après-midi pour essayer de récupérer mon dossard, un autre agent des forces de l'ordre m'y informe que « les gens sont partis ». Au total, j'aurai parcouru en vain 140 km. Pire encore, je crains d'avoir effectué le déplacement au Sénégal pour rien.

Je prends un taxi le dimanche, à 5 h du matin. J'arrive au centre de conférence en même temps que les premières personnes qui remettent les dossards. J'avais initialement prévu de courir en *tchaya* avec la veste et le bonnet assortis, mais, étant donné mon expérience de la veille, la composante africaine de ma tenue se limite désormais au *tchaya* que je complète avec mon t-shirt du marathon de Vienne et une casquette de celui de l'outback australien. C'est un peu regrettable d'en arriver là, mais au moins je finis par recevoir mon dossard.

Le départ du marathon intervient avec près d'un quart d'heure de retard. Je commence la course pieds nus, en emportant toutefois une paire de chaussures minimalistes que je mets au bout d'à peine quelques centaines de mètres, car le parcours se déroule en grande partie sur une autoroute en cours d'achèvement, dont la chaussée est encore couverte d'innombrables gravillons et de petits morceaux de béton. La chaîne de télévision France 24 présentera le témoignage d'un coureur sénégalais, contraint de procéder à la démarche inverse : « Quand je cours avec les baskets, elles me font mal, c'est pour ça que je les ai enlevées »[114].

On croirait entendre Abebe Bikila en 1960 dans la capitale italienne. La présence d'un marathonien en *tchaya*, désormais perçu comme un athlète en provenance d'Europe ou d'Amérique du Nord, suscite des commentaires admiratifs et de fierté de la part des Sénégalais. Beaucoup de coureurs me tendent une main. Des spectateurs scandent à l'infini : *Tchaya* ! Des enfants des villages que nous traversons viennent sprinter devant moi, en me défiant de les rattraper. Je les laisse prendre de l'avance, en sachant qu'ils vont s'arrêter sous peu par manque de souffle. Des volontaires, des secouristes, et même des agents des forces de l'ordre se tordent de rire, en particulier lorsque je participe aux spectacles des groupes de danseurs traditionnels qui animent le parcours. Je franchis la ligne d'arrivée de cette première édition du marathon de Dakar sans aucun problème, en 4 h 39.

Mais l'on y a assisté également à autre spectacle quelque peu pathétique. Beaucoup de jeunes Sénégalais ont en effet souffert très tôt de fatigue, de crampes, de tendinites et d'autres blessures. Ils croyaient sans doute aussi qu'ils disposent de gènes de vitesse, et voilà qu'ils

---

[114] https://www.sidy42k.com/9-2016-marathon-de-dakar.html

subissent, chez eux, l'humiliation que leur infligent les marathoniens européens et américains, dont certains ont l'âge de leurs grands-parents.

Il n'est jamais trop tard pour comprendre qu'avoir une peau foncée et courir de temps à autre, à Dakar ou ailleurs, ne suffisent pas pour devenir un champion sur la distance de 42,2 km, puisque le pigment qui détermine le teint de la peau, des cheveux, des poils et des yeux des humains, à savoir la mélanine, n'a aucune influence sur nos capacités d'endurance.

Sa mission consiste à nous protéger naturellement contre les rayons solaires ultraviolets afin de nous éviter, entre autres, les cancers cutanés, dont le mélanome se révèle la forme la plus virulente. Nous disposons tous d'un grand nombre de mélanocytes, qui sont les cellules qui fabriquent le pigment, mais leur efficacité varie beaucoup en fonction des besoins naturels des individus, c'est-à-dire la densité de mélanine adaptée à l'ensoleillement de leurs contrées historiques pour permettre qu'une quantité moyenne optimale de rayons ultraviolets pénètre dans le corps, dans le but de garantir la production de la vitamine D nécessaire à l'absorption du calcium et donc à la vitalité des os.

Ce pigment a pourtant servi à catégoriser et même à hiérarchiser les individus de notre espèce en « Blancs », « Noirs », « Jaunes » ou « Rouges », arbitrairement, puisqu'aucune peau humaine ne correspond vraiment à ces couleurs. La classification rationnelle, établie en 1975 par le dermatologue américain Thomas Fitzpatrick, se base sur la capacité de résistance de la peau lorsque l'on s'expose, volontairement ou par nécessité, au rayonnement ultraviolet. Son échelle va du phototype 1 qui ne bronze pas et attrape toujours des coups de soleil (personnes de peau très claire et cheveux blonds ou roux) au phototype 6 qui bénéficie de la meilleure protection naturelle (personnes de peau et cheveux très foncés)[115].

Les habitants des régions les moins ensoleillées ont une peau plus claire et ils éprouvent un sentiment de bonheur lorsqu'ils s'exposent au soleil. On les voit ainsi déferler avec une excellente humeur dans les parcs, les jardins et les terrasses d'Europe ou d'Amérique du Nord, dès qu'il fait beau. Les peuples autochtones des contrées chaudes et très ensoleillées ont, en revanche, une peau foncée et ils préfèrent naturellement se mettre à l'abri, s'ils n'ont aucune obligation de rester

---

[115] https://fr.wikipedia.org/wiki/Classification_de_Fitzpatrick

dehors. Les premiers sont programmés pour profiter au maximum du peu d'ensoleillement disponible dans leur habitat ancestral afin d'éviter la déficience de vitamine D ; les seconds se sentent, au contraire, plus heureux dans l'ombre pour protéger leur peau contre les risques de cancers. Autrement dit, la propension à s'exposer volontairement au rayonnement ultraviolet est inversement proportionnelle à la densité de mélanine dans la peau.

La nature était bien faite, car chaque tribu pouvait ainsi compter sur une quantité de pigment et un système de récompense adaptés à l'ensoleillement de son territoire. Puis vinrent les effets de mode et le progrès, en particulier dans le domaine des transports, qui ont fini par détruire cet équilibre ancestral. Alors que les migrations de l'*homo sapiens* de son berceau vers l'Europe s'étaient déroulées sur plusieurs milliers d'années qui avaient permis aux individus de s'adapter au fil du temps à leur nouvel environnement, les voyages dans les deux sens prennent aujourd'hui à peine quelques heures par la voie aérienne, une vitesse qui ne laisse évidemment aucune place pour un acclimatement biologique ou comportemental.

Notre système de défense naturelle contre les effets nocifs du rayonnement excessif se compose de deux volets complémentaires, à savoir la protection structurelle, qui dépend de la densité de mélanine dans la peau, et le bronzage comme moyen d'adaptation aux variations saisonnières de l'ensoleillement. Le bronzage est en effet un mécanisme de défense conjoncturelle de l'organisme, les mélanocytes produisant le pigment protecteur qui donne à la peau un teint hâlé. De fait, la croissance de l'incidence du mélanome chez certains humains provient en grande partie de la quête de bronzage, en tant que symbole de sensualité, de beauté ou de réussite sociale, en sus du sentiment de bonheur déclenché par la libération d'endorphines pendant l'exposition au rayonnement. Ce n'est que depuis la fin de la Deuxième Guerre mondiale que le bronzage est devenu progressivement un but en soi pour les gens de peau claire. Au même moment, certaines personnes des pays tropicaux ont recours à divers remèdes pour blanchir leur peau, ce qui peut se révéler aussi absurde et dangereux que la volonté désespérée de bronzer. Ainsi va aujourd'hui le monde !

Les personnes les plus vulnérables ont donc tendance à s'exposer très volontiers au rayonnement ultraviolet, en comptant sur la protection promise par les crèmes solaires avec le risque d'avoir plus tard besoin des miracles des pommades anti-âge, voire des services d'un dermatologue ou d'un cancérologue.

La Nouvelle-Zélande et l'Australie font partie des pays les plus mobilisés pour la protection de la peau de leurs citoyens, avec une attention particulière pour les enfants : applications systématiques quotidiennes de crèmes solaires d'un indice élevé, port obligatoire de larges chapeaux par les écoliers, etc. Mais en dépit de toutes les mesures de sensibilisation et de prévention, ces pays ont les taux de mélanome les plus élevés dans le monde, soit une incidence de l'ordre de 50 cas pour 100 000 habitants en Australie.

Quant à l'Europe, l'incidence du mélanome suit logiquement un gradient nord-sud, avec un taux beaucoup plus élevé dans les pays scandinaves qu'en Italie ou en Grèce, un phénomène qui s'explique par les différences de phototypes des populations européennes. En matière de prévention de mélanome et d'autres cancers de la peau, rien ne vaut donc la protection naturelle, que nous procure la mélanine. À défaut, l'évitement du rayonnement excessif constitue une bonne option, étant donné que nous pouvons désormais prévenir ou traiter facilement une éventuelle carence en vitamine D.

Chapitre XXIII : La grande chasse à l'épuisement dans le KwaZulu-Natal

Je participe pieds nus, le 28 février 2016, au marathon de Malte où se produit un nouveau drame : un homme de 55 ans s'effondre à moins de 50 mètres de la ligne d'arrivée et meurt à l'hôpital. Je cours ensuite en chaussures minimalistes les 80 km de l'Eco Trail de Paris, le 19 mars[116].

Le 3 avril, je me présente avec des pieds libres et en tenue traditionnelle africaine au départ du marathon de Paris, suscitant des félicitations et de la compassion.

- Si l'on se revoit à l'arrivée de la course, je vous offrirai très volontiers mes baskets ! me proposa un généreux coureur.

- C'est gentil de votre part, mais rassurez-vous, je ne suis pas podonudiste par dénuement !

- Vous faites exprès alors ! s'indigna le bienfaiteur.

- Nullement ! je renoue tout simplement avec la manière naturelle de marcher et de courir pour les humains et pour d'autres animaux qui ont recours à ces genres de locomotion.

- Vous plaisantez, nous ne sommes pas des animaux !

---

[116] https://www.sidy42k.com/9-2016-03-19-eco-trail-de-paris-80-km--5o-miles.html

- Monsieur, c'est justement de cette négation que découlent beaucoup de nos problèmes.

- Comment ça ?

- Nous subissons de nos jours, à bien des égards, les conséquences désastreuses de l'oubli délibéré de notre appartenance au royaume des animaux. Je voudrais vous en dire plus, mais je dois rejoindre maintenant mon sas de départ[117].

La Corée du Nord est devenue une destination pour nombre de marathoniens depuis l'ouverture, en 2014, du marathon de Pyongyang aux participants internationaux non professionnels, avec, toutefois, une certaine difficulté pour les coureurs les moins rapides, puisque l'on ne dispose que de 4 heures, à compter du coup d'envoi, pour franchir la ligne d'arrivée. Et comme la performance diminue forcément et inéluctablement au fur et à mesure de la progression de l'âge, je m'inscris à l'édition du 10 avril 2016. Le départ et l'arrivée ont lieu dans le stade du Premier Mai, d'une capacité de 150 000 places. L'événement commence par le défilé des athlètes, qui entrent par la porte 1. Le coup d'envoi intervient après une courte cérémonie d'ouverture.

Je voudrais courir le marathon pieds nus, mais j'ai préféré mettre des chaussures minimalistes afin de ne pas risquer d'arriver trop tard dans le stade, car, mise à part ma performance contrainte à Zagreb, mon meilleur temps avec des pieds libres sur la distance 42,2 km est encore de 4 h 27 aux marathons de Malte et de Paris.

Nous sortons du stade par la porte 1 pour rejoindre une boucle de quelque 10 km, que nous devons effectuer 4 fois avant de revenir au stade où l'on y entre par la porte 3, sous les acclamations de plusieurs dizaines de milliers de spectateurs, qui y ont dans l'intervalle assisté à un match de football. De nombreux spectateurs sont également présents tout au long du parcours. Je m'arrête plusieurs fois pour des photos durant le premier tour et je me fais prendre en photo devant l'Arc de Triomphe. J'effectue un peu plus vite les deux tours suivants, puis je ralentis lors du quatrième et dernier tour, car il commence à faire trop chaud et je suis déjà assuré de terminer en moins de 4 h. Je franchis la ligne d'arrivée en un temps officiel de 3 h 57[118].

---

[117] https://www.sidy42k.com/12-2016-04-03-marathon-de-paris.html
[118] https://www.sidy42k.com/13-2016-04-10-pyongyang-marathon.html

C'est pieds nus que je prends, le 8 mai, le départ du marathon de Genève avec, cette fois, l'espoir de franchir la ligne d'arrivée en moins de 4 h. J'avais effectué cette course avec des baskets en 2013, et je me rappelle que la majeure partie du parcours se déroule dans la campagne et dans des terrains agricoles, mais je ne me souviens pas de son type de revêtement dans les champs. Car, lorsque l'on porte des chaussures, on ne prête pas beaucoup d'attention aux détails du sol. Je découvre rapidement que les chemins regorgent de cailloux, et ces derniers me font tellement mal aux pieds que, si j'avais des chaussures sur moi ou si je pouvais en acheter, je les aurais mises de suite. Un coureur en chaussettes me rattrape vers le 30e kilomètre et m'invite aussitôt à une conférence qu'il tiendra le 23 mai, à Genève, sur les capacités exceptionnelles des humains à parcourir de longues distances.

- Je m'appelle Sidy.
- Moi, c'est Patrick.
- Je serais venu très volontiers à ta conférence, mais j'habite loin d'ici, en région parisienne.
- Je suis très déçu par ces chaussettes suisses, censées bien protéger les plantes des pieds sur les chemins cailouteux, annonça-t-il un peu plus tard.
- Mais c'est sans doute mieux que rien du tout, répliquai-je.
- Non, elles ne servent vraiment à rien, insista-t-il.

Il finit par s'en débarrasser. C'est donc pieds nus que nous entrons dans la métropole helvétique, nos pieds tellement meurtris par les cailloux que même la chaussée des rues nous fait très mal. Les Genevois sont stupéfaits de voir non pas un, mais deux marathoniens podonudistes qui avancent côte à côte dans leur ville. Nous entendons les exclamations et commentaires habituels.

Dès que nous franchissons, la main dans la main, la ligne d'arrivée située sur le pont du Mont-Blanc, l'animatrice me tend le microphone et me demande pourquoi nous ne portons pas des chaussures. « C'est la manière naturelle de marcher et de courir que les individus des espèces de la lignée humaine ont pratiquée pendant 3 millions d'années au cours desquelles ils ont développé les capacités exceptionnelles qu'ils nous ont léguées, et dont nous devrions nous en servir », annonçai-je. Je note que ce n'est pas le genre de réponse à laquelle elle s'attendait. Elle s'adresse alors à Patrick Salmon, qui lui confirme mes propos. Le pont du Mont-Blanc, à Genève, vient d'accueillir une brève conférence improvisée sur les humains et le podonudisme. L'animatrice résume en anglais nos déclarations pendant que des volontaires nous passent les médailles de finishers autour du cou[119].

- Mes pieds ont beaucoup souffert de la chaleur de l'asphalte depuis notre entrée dans la ville, me confia Patrick.
- Les miens aussi, mais peut-être dans une moindre mesure.
- Pourquoi tes pieds sont-ils moins sensibles à la chaleur alors que nous sortons de la saison hivernale ?
- Lorsque les températures se montrent trop hostiles à l'extérieur, j'effectue pieds nus plusieurs montées et descentes dans la cage d'escalier de mon immeuble.
- Dans une cage d'escalier ?
- Oui, mon cher ami,
- Mais n'est-ce pas un peu ennuyeux ?
- Non, bien au contraire, je trouve ça très passionnant !

Je m'entraîne sur des marches d'escalier depuis janvier 2013, d'abord tranquillement dans mon appartement pendant près d'un an, puis un soir le voisin du dessous frappa violemment à ma porte.
- Vous faites trop de bruit dans votre escalier. Je vous prie donc d'arrêter ! lança-t-il.
- Monsieur, j'effectue ces exercices depuis bientôt un an, je ne cause pas beaucoup de bruit et il n'est même pas 21 h.
- Je vous demande de stopper ! rétorqua-t-il en élevant la voix.
- Très bien, je vous le promets, car je n'ai aucune envie de vous revoir devant ma porte.
La chaîne de télévision France 3 venait de diffuser un reportage qui évoque l'entraînement sur mon escalier[120].
Je tente alors d'y effectuer les exercices pieds nus afin d'éviter de provoquer le moindre bruit. Mais cela s'avère une mauvaise option, car les pieds fragiles me font aussitôt mal. Je me reporte sur un escalier d'une voie piétonne, un peu éloigné des habitations, ce qui me permet de descendre et de monter plus vite sans que personne puisse s'en plaindre. Puis un soir du mois d'octobre 2014, vers 21 h 30, j'aperçois

---

[119] https://www.sidy42k.com/15-2016-05-08-geneva-marathon--marathon-de-genegraveve.html
[120] https://www.youtube.com/watch?v=gPo-Lkit4fw

un homme âgé qui m'attend de pied ferme en bas des marches. Je devine que c'est un riverain, et sa visite m'intrigue.

- Bonsoir, monsieur, dit-il.

- Bonsoir, vous habitez sans doute à côté d'ici.

- Oui, je vous observe depuis très longtemps à travers les arbres depuis mon jardin. Je suis en fait curieux de savoir combien de fois vous montez et descendez ces marches.

- Entre 50 et 120 fois, en fonction du temps dont je dispose. C'est un excellent exercice. Je vous invite à effectuer quelques allers-retours avec moi.

- Très volontiers ! Je suis encore sportif à mon âge, je fais beaucoup de vélo.

Il prend congé au bout d'une vingtaine de minutes pour rentrer chez lui. Quand j'y retourne trois semaines plus tard pour une autre séance d'entraînement, il me rejoint aussitôt.

- Je croyais que vous ne viendriez plus, me dit-il. J'effectue souvent des montées et des descentes sur ces marches et j'en suis ravi.

- Je suis content pour vous, monsieur. Continuez !

Je décide par ailleurs de tirer le meilleur parti de mes temps d'attente dans les gares ferroviaires et les stations de métro lors de mes déplacements, en effectuant systématiquement des allers-retours sur les marches des escaliers, sous les regards inquisiteurs des autres voyageurs. J'arrive ainsi à un total de plusieurs milliers de marches par semaine, parfois même plus de 10 000. Comme la montée et la descente des marches s'effectuent naturellement sur l'avant des pieds, cela facilite de surcroît la transition vers la course pieds nus ou avec des chaussures minimalistes. Et lorsqu'il fait trop froid à l'extérieur, la cage d'escalier s'avère une excellente option pour les podonudistes, avec ou sans passion.

C'est sur le continent du berceau de l'*homo sapiens* que je découvre finalement la course de longue distance à laquelle chaque humain devrait participer, au moins une fois dans sa vie, afin d'en recevoir la récompense, qui vaut beaucoup plus que la fortune à laquelle on pourrait rêver. Le marathon des camarades se révèle en effet une expérience humaine de notre temps unique dans son genre, car il permet de ressentir, sur une distance de près de 90 km, vraisemblablement les mêmes émotions que lors des grandes chasses à l'épuisement pratiquées par nos ancêtres pendant des millions d'années. Les Sud-Africains accordent en plus — dans l'esprit de l'*Ubuntu* — une attention toute particulière aux « cousins » des autres continents, qui reviennent au berceau pour partager avec eux cette expérience exceptionnelle dans le monde d'aujourd'hui, qui ne jure que par le progrès et la modernité.

La course fut lancée en 1921 par l'ancien combattant Vic Clapham avec le soutien de la Ligue des camarades de la Grande Guerre, en hommage à ses camarades tombés sur les champs de bataille lors des campagnes des Alliés contre les Allemands en Afrique de l'Est. Vic Clapham voulait ainsi ériger un monument vivant du calvaire et de l'esprit de solidarité et de camaraderie des troupes qui avaient parcouru à pied, dans le territoire de nos ancêtres communs, quelque 2 700 km pendant le conflit.

La course permet d'effectuer un voyage de découverte de soi-même et de la vraie nature humaine dans les magnifiques paysages du continent qui a vu naître l'*homo sapiens* et sur lequel ce dernier a pratiqué la chasse à l'épuisement avant d'aller peupler les autres parties du monde. Chacune des éditions de ce défi fascinant suscite une véritable communion festive, intellectuelle, sportive et solidaire dans tout le pays. Les Sud-Africains se retrouvent ce jour-là dans l'un des groupes suivants : les organisateurs, l'armée de volontaires, les coureurs, les nombreux spectateurs, au départ, sur le parcours et à l'arrivée dans le stade, et les millions de personnes qui regardent la retransmission en direct de l'événement sur la télévision nationale.

La course se déroule dans la province du KwaZulu-Natal sur une distance qui varie de 87 km à plus de 90 km. Son parcours passe par la vallée des 1 000 collines et relie la ville côtière de Durban à celle de Pietermaritzburg, avec une alternance annuelle de direction. Il est montant, de Durban à Pietermaritzburg, lors des années impaires, descendant, en sens inverse, au cours des années paires. Mais, en réalité, il ondule presque continûment et traverse 5 collines, particulièrement longues et épuisantes : les Big Five. Les participants les affrontent dans l'ordre suivant, en direction de Durban : Polly Shortts, Inchanga, Botha's Hill, Fields Hill, Cowie's Hill.

En dépit de ces difficultés, de la chaleur et de l'immense distance à parcourir, chaque participant ne dispose strictement que de 12 h à partir du coup d'envoi, et pas une seconde de plus. Et plus on est lent, plus on devra attendre avant de franchir la ligne de départ, car la répartition des athlètes entre les 9 sas s'effectue en fonction des temps de qualification. Les derniers peuvent ainsi perdre jusqu'à plus de 10 minutes. Chaque coureur porte deux dossards identiques, un à l'avant et le deuxième à l'arrière, sur lesquels figurent son numéro, son prénom et le nombre de médailles déjà obtenues au marathon des camarades. Les cousins en provenance des autres continents sont reconnaissables à leurs dossards bleus.

Six catégories de médailles attendent, comme des proies, les coureurs du marathon des camarades. La médaille d'or est attribuée aux 10 premières places aux classements masculin et féminin. Les autres sont décernées en fonction du temps brut réalisé par chaque coureur : la médaille Wally Hayward (jusqu'à 5 h 59 min 59 s), la médaille d'argent (7 h 29 min 59 s), la médaille Bill Rowan (8 h 59 min 59 s), la médaille de bronze (10 h 59 min 59 s) et enfin la médaille Vic Clapham (12 h). Les athlètes qui ont remporté l'épreuve 3 fois ou réussi à la terminer 10 fois, ou ont obtenu 5 médailles d'or reçoivent un dossard permanent vert.

Comme les participants doivent atteindre 6 barrages dans les temps bruts impartis pour échapper à l'élimination, ceux qui risquent de ne pas y arriver éprouvent probablement le même genre de peur et d'angoisse que les chasseurs d'antan qui craignaient de rencontrer de dangereux prédateurs. Des coureurs déjà épuisés se voient donc contraints de puiser dans leurs ultimes réserves dans l'espoir de franchir ces étapes avant les heures impitoyablement fatidiques.

Dans d'autres courses d'endurance ou activités physiques intenses, comme le labourage à la houe dans le Fouta Djallon ou les travaux dans les mines, plusieurs formes de distraction permettent à certains d'oublier l'ampleur de la tâche pour parvenir plus facilement à leurs buts. J'ai ainsi couru avec des gens qui écoutent de la musique ou qui chantent, en solo ou en groupe. J'ai aussi vu des jongleurs, des joueurs de ballons, etc. Les différentes animations mises en place sur les parcours et les déguisements de certains coureurs produisent le même effet. Parfois, on oublierait presque que l'on est en train de courir, comme ce fut mon expérience au marathon de Disney[121].

Au marathon des camarades, de grands panneaux rouge vif, visibles parfois à des centaines de mètres, rappellent aux coureurs, à chaque

---

[121] https://www.sidy42k.com/1-2015-walt-disney-world-marathon-floride.html

kilomètre, non pas la distance parcourue, mais celle qui leur reste et qu'ils doivent effectuer sous la pression d'un chronomètre implacable. Après avoir donc enduré plus de 45 km et survécu à trois barrages, les participants aperçoivent un panneau qui les informe qu'ils ont encore devant eux 42 km, soit l'équivalent d'un marathon, et 3 autres barrages à franchir avant d'atteindre la ligne d'arrivée.

Je me réveille spontanément vers 0 h 25 dans ma chambre d'hôtel à Durban, le dimanche 29 mai 2016. Je désactive les deux réveils de mon téléphone portable, programmés pour 0 h 30 et 0 h 35, respectivement. Je ne me suis jamais levé si tôt de ma vie. Je pars à pied à destination de Marine Parade où je prends une des navettes qui acheminent les coureurs à Pietermaritzburg. La circulation demeure fluide jusqu'à l'entrée de la capitale provinciale, puis nous entrons dans un bouchon. Des coureurs impatients descendent des autocars et des voitures particulières, et poursuivent le trajet à pied. Je me demande s'il ne serait pas mieux de faire comme eux, mais je reste dans le véhicule qui nous dépose finalement une vingtaine de minutes plus tard à quelques centaines de mètres de la zone de départ.

Ce qui se passe dans nos corps et dans nos têtes à partir de cet instant est difficilement saisissable par ceux qui n'ont pas vécu l'expérience, car nous voilà en quelque sorte subitement transposés à l'âge préagricole. Nous sommes redevenus d'humbles sœurs et frères de la savane, profondément persuadés des vertus de la solidarité, à l'instar de nos lointains ancêtres, dont le leitmotiv était du genre : « solidaires et unis, nous survivrons ; solitaires et individualistes, nous mourrons ».

Notre communauté éphémère de chasseurs-cueilleurs déborde de motivation pour réussir collectivement ce que nos cerveaux reptiliens considèrent comme la mission de survie du jour, à savoir le franchissement, en moins de 12 h, de la ligne d'arrivée à Durban par le plus grand nombre possible de participants. Nous avons enterré nos prétendues différences, nos égoïsmes, nos hiérarchies artificielles, nos vanités et tous nos vrais ou faux problèmes. Une telle réhumanisation, rapide et spontanée, montre bien que l'*homo sapiens* peut encore redevenir un être social et solidaire, dès lors qu'il estime, consciemment ou instinctivement, que sa survie en dépend.

Il est 5 h 15 du matin et je me trouve dans le sas D devant l'hôtel de ville de Pietermaritzburg. On nous demande d'ôter nos casquettes et nos bonnets pour écouter l'hymne national qui marque le début de l'immuable rituel du marathon des camarades. Nous entendons ensuite *Shosholoza*, initialement une chanson d'immigrés qui travaillaient dans les mines sud-africaines, puis la musique du film *Les Chariots du feu*, un chant de coq et le coup d'envoi du voyage à pied à destination du Sahara Stadium, à Durban, sur une distance officielle de 89,13 km. Je voudrais bien effectuer le trajet pieds nus, mais je sais que je dois encore attendre au moins une ou deux années. Je porte donc des chaussures minimalistes.

Il fait encore nuit à Pietermaritzburg. Je décide de tenter de finir l'épreuve en moins de 9 h afin d'obtenir la très convoitée médaille Bill Rowan, ce qui suppose une allure moyenne de 6 minutes au kilomètre, soit une vitesse de 10 km/h. Je perds près de 2 minutes et demie avant de franchir la ligne de départ, et la foule trop compacte a du mal à avancer. Lorsque le jour se lève et que le parcours commence enfin à se dégager, j'accélère et j'arrive à effectuer la première partie de la course en 4 h 28, ce qui signifie que je peux prétendre à la médaille Bill Rowan, à condition, toutefois, de maintenir l'effort. Et je crois pouvoir y parvenir, car je n'ai rencontré jusque-là aucun souci.

La sensation d'un léger malaise tempère mon optimisme quelques minutes plus tard. J'alterne la marche et la course à allure réduite jusqu'au prochain point de ravitaillement. J'y mange 2 patates bouillies et salées — une tradition du marathon des camarades — et me voilà de nouveau en forme. Je peux choisir maintenant entre deux options : repartir en quête de la médaille Bill Rowan ou privilégier l'expérience sur le reste du parcours, en visant désormais la médaille de bronze pour laquelle je dispose d'une marge assez confortable. Je m'arrête pour prendre quelques photos. Un frère sud-africain s'arrête aussitôt près de moi pour me prendre en photo avec mon téléphone portable. J'accepte très volontiers, je lui tends l'appareil, puis je pose pour la photo.

« Je vais vous prendre en photo en train de courir. Attendez là où vous êtes, vous démarrerez à mon signal », proposa-t-il. Il s'éloigne d'une vingtaine de mètres, puis me fait signe. Il prend deux photos avec le Phezulu Safari Park comme toile de fond. Il vient de me consacrer très volontiers quelques précieuses minutes qui pourraient pourtant le priver de la médaille Bill Rowan. Mais offrir à un frère étranger des photos de souvenir de cette belle expérience lui apporte de toute évidence plus de satisfaction et de plaisir que n'importe quel résultat ou n'importe quelle médaille. Lorsque j'arrive à sa hauteur et qu'il me rend mon appareil, en me souhaitant bonne chance, j'ai du mal à trouver les mots pour le remercier.

Comme je dispose d'assez de marge pour arriver avant 16 h 30 au Sahara Stadium pour la médaille de bronze, je décide d'alterner la marche et la course sur les 20 derniers kilomètres, en montée comme en descente, afin de préserver au maximum mon corps. J'échange avec d'autres coureurs ayant adopté la même stratégie. Après avoir parcouru un bon bout de chemin avec Armandt Van den Berg, un autre coureur sud-africain, nous décidons de terminer la course ensemble. Je lui propose alors que nous exécutions la danse de l'humain heureux, dès que nous aurons franchi la ligne d'arrivée.
    - Très volontiers, mais tu devras m'apprendre la chorégraphie, répliqua-t-il.
    - C'est justement ce que j'avais l'intention de te proposer. Arrêtons-nous un peu !
    Lorsque nous atteignons le panneau annonçant qu'il nous reste 2 km, nous décidons de courir jusqu'à la ligne d'arrivée, que nous franchissons en pleine forme, la main dans la main, en 10 h 20 min 12 s, aux 6081e et 6082e places sur 14 433 coureurs médaillés[122].
    Nous exécutons immédiatement notre chorégraphie, retransmise en direct sur l'écran géant du Sahara Stadium et sur une chaîne de la télévision publique SABC qui assure la couverture de la course. Je réponds ensuite à quelques questions du journaliste de la chaîne avant de prendre la direction de la tente de l'hospitalité internationale, réservée aux finishers étrangers sur présentation des bracelets qui leur avaient été remis avec les dossards. Je voudrais y inviter Armandt, puisque chaque étranger a droit d'y aller avec un accompagnateur de son choix, et je dispose de tickets de nourriture et de boisson pour 2 personnes. Mais il avait entre-temps disparu, vraisemblablement pour retrouver ses proches.
    Au même moment, plus de 8 000 coureurs luttent encore contre la montre à différents endroits du parcours tandis que des millions de personnes attendent, au Sahara Stadium ou devant leurs postes de télévision, le moment le plus dramatique de l'épreuve, à savoir l'arrivée du dernier coureur classé et l'image des agents du service d'ordre qui barrent immédiatement le passage aux autres coureurs dès le

---

[122] https://www.sidy42k.com/10-2016-05-29-comrades-marathon-89-km.html

retentissement du coup de pistolet final. Les émotions sont à leur comble à l'approche de la fin de la course. Des coureurs totalement épuisés, qui ont réussi à franchir la ligne d'arrivée dans les toutes dernières minutes, sont allongés sur le sol. Un coureur effondré sur les derniers mètres est secouru par d'autres coureurs, qui essaient de le relever au risque de rater leurs médailles, car le compte à rebours final va commencer : 10, 9, 8, 7, 6, 5. L'horloge électronique de la course affiche 11 h 59 min 55 secondes. Un homme en costume sombre, debout devant la ligne d'arrivée, le dos tourné aux coureurs dont il va, tel un empereur romain, trancher le sort, pointe un pistolet vers le ciel. Un autre officiel, qui se trouve en face de lui, illustre la suite du compte à rebours à l'aide des doigts de sa main droite : 4, 3, 2, 1, 0. La course est terminée !

Johann Jacobs devient la célébrité de l'année en franchissant la ligne d'arrivée en 12 h, 0 minute et 0 seconde. L'homme qui a tiré le coup de feu se retourne aussitôt pour constater l'efficacité des membres du service d'ordre qui se précipitent pour stopper le premier coureur privé de médaille, George Raaleka, pour une ou deux secondes de retard alors qu'il a réussi à parcourir les 89,13 km et qu'il s'attendait ce jour-là à recueillir sa 10e médaille pour accéder au club des détenteurs des dossards verts. « Je me sens mal, j'ai travaillé dur, mais je pense que j'ai sous-estimé les derniers kilomètres », confia-t-il en direct au journaliste de la SABC. Qu'il s'agisse du franchissement des 6 barrages situés sur le parcours ou de la ligne d'arrivée, le rituel est partout le même, car le règlement du marathon des camarades est impitoyable à l'égard des retardataires.

Pendant qu'un trompettiste joue « *La sonnerie aux morts* », une participante, dont le tronc est en position horizontale, s'accroche par ses deux mains à un autre coureur très fatigué. Le duo zigzague sans, vraiment, avancer. Un autre coureur également très épuisé, mais encore capable de marcher se porte à leur secours. Tenant la femme par ses épaules, les deux hommes parviennent à l'aider à atteindre avec eux la ligne d'arrivée, symboliquement.

En somme, le marathon des camarades commence, se déroule et se termine dans un contexte d'émotions extrêmement intenses, marqué par l'incertitude, l'angoisse, l'agréable délivrance ou la terrible déception, les larmes de joie ou de tristesse. Les coureurs qui franchissent la ligne d'arrivée avant la fin du compte à rebours sont récompensés par un déluge d'endorphines, tandis que tous les autres, y compris ceux qui ont été bloqués aux différents barrages, sont profondément affligés, à l'instar des chasseurs rentrant au campement les mains vides alors que la tribu n'a rien à manger. C'est à la recherche de cette expérience unique que plusieurs milliers d'humains en provenance de toute la planète convergent tous les ans dans le KwaZulu-Natal afin de vivre ou de revivre cette reconstitution quasi parfaite d'une grande chasse à l'épuisement, qui leur permet d'accéder à une béatitude indescriptible.

Chapitre XXIV : L'*homo sapiens* a perdu la tête

L e réalisateur sud-africain, Jamie Uys, consacre les 10 premières minutes de son film, « *The Gods Must Be Crazy* » (*Les Dieux sont tombés sur la tête*), à une description critique du style de vie des gens « civilisés » dans une grande ville d'Afrique australe, et le reste du film aux suites de la découverte d'une bouteille de soda, près d'un millier de kilomètres au nord, par les « petites gens du Kalahari ». Ceux qui ont vu le film ne se souviennent en général que des séquences postérieures au ramassage de la bouteille. Et pour cause, il est plus facile de rire des autres que des images qui mettent en cause nos comportements, voire nos aberrations, comme la dame qui se rend au volant de sa voiture à une boîte à lettres tellement proche de sa maison et de la chaussée, qu'elle y glisse son courrier sans descendre du véhicule et retourne chez elle en marche arrière.

Il s'avère avec le recul que le message, passé inaperçu, du réalisateur sud-africain était, à bien des égards, prémonitoire de l'émergence de l'épidémie des maladies chroniques, en tant que conséquences directes du style de vie des « civilisés ». Nous avons beaucoup à apprendre des Bochimans du Kalahari, en particulier sur leur mode de vie en harmonie avec la nature et le moyen de garder une taille mannequin. Mais, hélas ! les humains sont tombés sur la tête, désormais par milliards, car, une quarantaine d'années après le film, les scènes de ses premières minutes continuent de rythmer notre vie quotidienne. J'ai vu, par exemple, à deux occasions près de chez moi, des riverains qui se rendent en voiture pour déposer du courrier dans une boîte à lettres.

J'avais passé mon enfance pieds nus dans l'habitat naturel de l'*homo sapiens*. Voilà que j'ai une occasion de résider dans un pays du plateau des Guyanes, où le climat chaud et humide se prête parfaitement durant toute l'année à une existence avec des pieds libres. J'en profite pour y mener une vie de podonudiste au milieu de gens qui se déplacent en voiture, en bus, en moto ou plus rarement à vélo. Les quelques marcheurs que je croise, et avec lesquels je partage au demeurant le même genre d'indice de masse corporelle, sont pour la plupart des sans-abri qui portent des sandales alors que je suis pieds nus.

Ma démarche me vaut beaucoup d'interpellations, y compris dans des langues que je ne comprends pas. Des conducteurs de voitures me jettent des regards condescendants, parfois en appuyant et remuant leur index sur une tempe. L'agent de sécurité du complexe résidentiel, dans lequel se trouve mon domicile, affiche, quant à lui, un sourire chaque fois qu'il me voit partir ou revenir pieds nus.

- Monsieur, ne le prenez pas mal, mais mes amis sont tous convaincus que vous êtes vraiment un fou, lâcha-t-il un jour.

- Mais comment savent-ils que nous nous connaissons ?

- Un d'entre eux vous a vu sortir de la résidence.

- Je me crois pourtant sain de corps et d'esprit.

- Je suis navré, monsieur, mais j'ai beau leur répéter que vous êtes une personne normale, ils ne veulent rien comprendre.

Nous prétendons que l'espèce humaine est la plus intelligente du règne animal, et voilà que ses individus, dont beaucoup souffrent manifestement de maladies chroniques handicapantes et mortelles, à cause de leur style de vie prétentieusement civilisé ou moderne, sont convaincus qu'il faut être fou pour marcher et courir le plus naturellement du monde, c'est-à-dire pieds nus, pour préserver sa santé physique et mentale, ainsi que son bien-être. L'*homo sapiens* a bien perdu la tête.

Je me trouve un jour au deuxième étage d'un magasin, devant le rayon des ceintures, déçu de constater que ces dernières sont toutes trop grandes pour ma taille, lorsque deux vendeuses se précipitent vers moi. «Monsieur, suivez-nous, s'il vous plaît», annonça l'une d'elles, sans aucune autre précision. « Elles vont me conduire à la section de vêtements pour enfants », pensais-je. J'obtempère donc, mais c'est ailleurs qu'elles m'emmènent.

- Cette paire de sandales devrait vous convenir ! lança une des filles, d'un ton très ferme.

- Excusez-moi, répliquai-je, je cherchais une ceinture à ma taille, pas des sandales.

- Vous avez besoin de ces sandales ! insista sa collègue.

- Et pourquoi donc ?

- Parce que vous devez absolument protéger vos pieds !

- Eh bien ! mesdames, ne vous inquiétez pas pour mes pieds. Ils sont bien en liberté.

- C'est trop dangereux, monsieur ! rétorqua-t-elle.

- Je porte en fait des chaussures invisibles, plaisantai-je, en prenant la direction de l'escalier pour sortir du magasin.

Je pars en Afrique australe afin d'essayer de courir, pieds nus dans la mesure du possible, 7 marathons dans 7 pays de la région, en 8 jours. Nous sommes une vingtaine de participants en provenance de 6 continents, mais je suis le seul podonudiste. J'effectue d'abord en chaussures minimalistes le très caillouteux marathon de Ladybrand, en Afrique du Sud, le samedi 29 juillet 2017[123]. Il fait ensuite trop froid (-2 °C) le lendemain au départ du marathon de Maseru Bridge, au Lesotho[124].

J'espère alors pouvoir courir pieds nus le marathon de Sand River, au Swaziland, le jour suivant, mais on m'informe que le parcours est « trop dangereux » pour des pieds non protégés. Je réalise trop tard, c'est-à-dire après avoir effectué la boucle une première fois, qu'il m'aurait été tout à fait possible de me passer des chaussures[125].

Nous partons, le 1er août, par avion de Johannesburg à destination de Livingstone, en Zambie, où nous effectuons une croisière sur le fleuve Zambèze en fin d'après-midi. Je cours le lendemain à Victoria Falls, au Zimbabwe, mon premier marathon pieds nus dans le berceau de l'humanité[126].

---

[123] https://www.sidy42k.com/3-2017-07-29-ladybrand-boarder-marathon.html
[124] https://www.sidy42k.com/4-2017-07-3o-maseru-bridge-marathon.html
[125] https://www.sidy42k.com/5-2017-07-31-sand-river-marathon.html
[126] https://www.sidy42k.com/6-2017-08-02-hwange-marathon.html

C'est également pieds nus que je prends le jour suivant, au Botswana, le départ du marathon de Chobe à l'intérieur du Lion Roars Lodge, un camp de safari situé sur le flanc d'une colline et protégé de nos prédateurs par un grillage électrifié. Puisque les humains sont par définition des chasseurs diurnes, mais de faciles proies nocturnes, nous courons par précaution sur les pistes de sable mou de l'intérieur du camp jusqu'au lever du jour.

On nous propose ensuite de continuer à l'extérieur sur une section d'une piste plus dure, donc plus confortable, qui va vers la droite en sortant du camp. J'y fais un aller-retour, puis je poursuis tout seul vers la gauche, sans me rendre compte du risque de rencontre avec des prédateurs. J'entends soudainement un cri : « Sidy, reviens tout de suite, si tu ne veux pas te faire dévorer par un lion ! » Je fais immédiatement demi-tour, en regardant de temps en temps derrière moi, car je viens de me rappeler qu'un animal isolé de son troupeau devient une proie facile pour les prédateurs. C'est effrayant de penser ce qui aurait pu m'arriver.

Je retourne courir à l'intérieur du camp. Lorsque je heurte violemment mon gros orteil gauche contre une racine cachée par le sable mou, je ne peux esquiver la chute. Mon GPS affiche 5,2 km. Il me reste donc 37 km à parcourir avec un orteil extrêmement douloureux. Je ne constate heureusement aucune fracture ni d'autres ennuis. Je m'en sors donc plutôt bien, mais la blessure tombe très mal, car, étant donné que des chaussures fermées ne feraient que l'aggraver et que l'on ne peut pas courir un marathon en sandales, je dispose de deux options : renoncer aux courses ou les effectuer pieds nus. En dépit des fortes douleurs, je réussis à terminer le marathon de Chobe, puis à courir, également pieds nus, le marathon d'Impalila Island, en Namibie, et le marathon du Zambezi Waterfront, en Zambie. J'atteins donc un bilan de 4 marathons pieds nus en 4 jours, dans 4 pays du continent d'origine de tous les individus de notre espèce.

Mes pieds m'ont toutefois fait tellement mal lors du dernier marathon que j'ai dû effectuer une grande partie des 42,2 km sur la pelouse du Kaazmein Lodge, à Livingstone. Je finis d'ailleurs par y laisser mes empreintes, en créant avec mes pas une piste de quelques dizaines de mètres, dont on peut en voir des photos sur mon site internet. Et cela m'inspire, en ma qualité de médecin et de coureur podonudiste, le surnom de docteur Barefoot : « *Dr. Barefoot, I presume!* »[127].

Je viens de franchir une nouvelle étape dans le processus de réappropriation de mes pieds qui furent retenus et entravés, pendant près de 5 décennies, dans la prison que nous appelons « chaussures ». Le fait que je sois déjà en bonne voie, à plus de 60 ans, atteste donc de la facilité du corps de l'*homo sapiens* à retrouver ses capacités exceptionnelles et son fonctionnement naturel, pourvu qu'on lui en donne l'occasion.

- Avez-vous vraiment couru 48 marathons en 2013 ? me demanda, le 7 août 2017, un agent au contrôle de sécurité, qui a lu le texte sur mon t-shirt, à l'aéroport d'Amsterdam.
- Oui, mais cela n'a rien d'exceptionnel, bien au contraire. On peut en faire plus sans aucun mérite particulier.
- Mais c'est trop dangereux pour les articulations ! rétorqua mon interlocuteur.
- Monsieur, j'ai 62 ans, j'ai effectué 160 marathons et ultramarathons en moins de 7 ans et je viens d'Afrique australe, où j'ai participé à 7 marathons dans 7 pays, en 8 jours. Est-ce que j'ai l'air d'avoir des problèmes aux articulations ?
- Non, mais comment parvenez-vous à vous en sortir ?
- Je ne fais que pratiquer une activité normale des humains.

En me rendant vers la porte d'embarquement de mon vol à destination de Paris, je vois sur les trottoirs roulants des gens, de tous les âges, qui y déchargent tranquillement leurs batteries au lieu de marcher. Au même moment, des voitures électriques circulent à gauche et à droite pour acheminer des passagers qui ont désormais besoin d'assistance. La dynamique de la relation entre l'évitement de tout effort physique et la perte précoce d'autonomie a décidément le vent en poupe. C'est le raccourci du trottoir roulant au fauteuil roulant, en somme.

---

[127] https://www.sidy42k.com/9-2017-08-05-zambezi-waterfront-marathon.html

Chapitre XXV : La preuve par l'asphalte

Nous savons tous au fond de nous-mêmes que l'*homo sapiens* est par définition un coureur d'endurance pieds nus. Et pourtant, le podonudisme dérange et bouscule fortement certaines croyances, surtout quand il est pratiqué, non pas en raison d'une contrainte matérielle ou de toute autre nature, mais volontairement en tant qu'activité normale des humains.

Le coureur pieds nus nous rappelle en effet notre appartenance indéfectible au règne animal, une réalité que nombre d'humains ne sont pas disposés à admettre. Certaines personnes prennent donc instinctivement les podonudistes pour des malades mentaux. Le problème de conscience est ainsi vite réglé. D'autres avancent des arguments qui se veulent plus rationnels, du genre : « d'accord, nos ancêtres couraient pieds nus, mais ce n'était pas sur le bitume ; nous, nous avons besoin de protéger nos pieds contre ce type de surface, ainsi que de l'amorti des chaussures, etc. ».

Ce dernier raisonnement m'inspire un objectif de nature à mettre clairement en évidence les avantages du podonudisme, qui plus est, sur les 90 km d'asphalte de l'édition 2018 du marathon des camarades. Mais encore faut-il que mes jambes et mes pieds soient prêts. Je renforce donc ma préparation, en marchant et en courant pieds nus plus de 80 km par semaine, en moyenne.

Le nombre de marathoniens suit une courbe ascendante, mais les préjugés perdurent, car des gens qui me croisent pour la première fois continuent de me prendre pour un « Kényan » ou plus récemment pour un va-nu-pieds africain, qui court des marathons dans le peloton des Blancs alors qu'il ne peut même pas s'acheter des baskets. Je comprends que je dois changer de stratégie pour mieux me faire comprendre. Je décide alors de garder le *tchaya* pour son confort et sa force d'interpellation, mais j'abandonne la veste et le bonnet assortis au profit d'une casquette ou un bonnet moderne et de nouveaux t-shirts sur lesquels figurent deux messages. Le premier message, inscrit en anglais sur l'arrière des t-shirts et inspiré de mon expérience de 48 marathons en 2013, met l'accent sur les capacités naturelles des humains pour courir des dizaines, voire des centaines de marathons en un an. Le second message, présenté sur l'avant des maillots, « Courir pieds nus : rejoins la tendance ! », rappelle le caractère naturel du podonudisme.

J'inaugure ma nouvelle combinaison de vêtements de course, le 8 avril 2018, au marathon de Paris que j'effectue pieds nus en 3 h 54. Je réponds ensuite dans la zone d'arrivée aux questions d'Éric Michel, journaliste du Parisien, qui me trouve « frais comme un gardon malgré les 42,2 km d'efforts ». Son article inspirera d'autres médias, à l'instar de Franceinfo, qui évoque « un beau pied de nez à toute l'industrie de la course à pied qui vous vend des chaussures fluo horribles à des prix exorbitants »[128].

J'établis 7 jours plus tard, à Bonn, mon meilleur temps avec des pieds libres sur la distance de 42,2 km (3 h 47). Je participe la semaine suivante, à Anvers, à mon troisième marathon pieds nus en 15 jours, que je termine également sans aucun ennui sous la barre de 4 heures[129].

Lorsque je prends le départ du marathon de la Rhein-Ruhr, le 3 juin, j'hésite entre deux options : courir lentement, afin de préserver au maximum mes pieds pour mon ultramarathon prévu 7 jours plus tard, en Afrique du Sud, ou adopter une allure qui me permet de tester mes progrès depuis mes trois derniers marathons pieds nus. Je décide, au bout de quelques minutes, d'essayer de réaliser mon meilleur temps avec des pieds libres sur la distance de 42,2 km. Et j'y réussis, en franchissant la ligne d'arrivée à la deuxième place de mon groupe d'âge,

---

[128] https://www.sidy42k.com/22018-04-08-paris-marathon.html
[129] https://www.sidy42k.com/42018-04-22-antwerp-marathon.html

en 3 h 37. Je récupère ma médaille et mon trophée. Comme d'habitude, beaucoup de coureurs et de spectateurs en sont étonnés[130].

- Puis-je voir vos pieds, me demanda une marathonienne ?

- Normalement, je fais payer 100 euros, mais j'accorde la gratuité pour les amis, plaisantai-je.

- Et suis-je donc votre amie ?

- Oui, mais j'espère que vous n'avez pas peur du sang, car les plantes sont très abîmées, elles ont beaucoup saigné sur le parcours.

- Respect ! lança-t-elle en constatant que les plantes ne présentent pas la moindre égratignure.

- Je m'attendais à ce que vous ayez des couches cornées très épaisses, poursuit-elle.

- Rassurez-vous, vous n'êtes pas la seule personne qui se trompe. La plupart des gens qui me voient courir pieds nus pensent que je suis un masochiste ou que les couches cornées sont devenues de grosses semelles biologiques qui remplacent celles des baskets, alors qu'il n'en est rien. L'erreur vient de la difficulté de s'imaginer un monde podonudiste.

- Puis-je toucher les plantes de vos pieds ?

- Oui, allez-y !

- Mais elles sont normales !

- Je dirais plutôt qu'elles sont devenues normales et adaptées à leurs fonctions.

J'arrive pieds nus 4 jours plus tard à l'aéroport de Johannesburg, en provenance de Paris, et je me dirige vers la zone d'embarquement du terminal B pour prendre mon vol de correspondance à destination de Durban.

- Vous allez ruiner mon entreprise, plaisanta, avec un petit sourire aux lèvres, un Sud-Africain qui dirige une équipe de cireurs de chaussures.

- Je voudrais bien ! plaisantai-je à mon tour. Mais n'ayez crainte, mon cher ami, votre profession a encore un bel avenir, car les gens ne renonceront pas de sitôt aux chaussures, hélas !

La salle d'embarquement grouille de gens qui portent des t-shirts ou des vestes du marathon des camarades. Je n'en suis guère surpris, car

---

[130] https://www.sidy42k.com/52018-06-03-rhein-ruhr-marathon.html

des milliers d'athlètes, en provenance de 76 pays, sont en train de converger dans la métropole du KwaZulu-Natal pour vivre l'édition 2018 de la course. Parmi les 23 312 inscrits, les Sud-Africains sont de loin les plus nombreux (21 143). Viennent ensuite les Britanniques (291), les Brésiliens (236), les Américains (209), les Zimbabwéens (187), les Australiens (173), les Indiens (159), les Russes (121), etc. Les Français (21) pointent à la 19e place.

Il fait encore nuit et plutôt froid, lorsque je rejoins pieds nus, le 10 juin, le sas D, devant l'hôtel de ville de Pietermaritzburg. Ma principale inquiétude dès le retentissement, à 5 h 30, du coup d'envoi de la course, concerne le risque d'arriver trop tard au premier barrage pour trois raisons. D'abord, je perds plus de 7 minutes avant de franchir la ligne de départ. Ensuite, la foule compacte de plus de 19 000 coureurs progresse lentement dans les rues de la ville, puis sur certaines sections de la route. Enfin, l'obscurité me conduit à avancer prudemment pendant plus d'une heure, parce que je ne peux pas voir les éventuels dangers sur le sol. Une blessure, même sans gravité, pourrait en effet me contraindre d'abandonner l'épreuve, ou courir le risque de la terminer avec des douleurs atroces et des pieds ensanglantés, dans un grand stade plein à craquer et devant des millions de téléspectateurs, une issue qui renforcerait certainement les phobies du podonudisme.

Je parviens à concilier la prudence pour mes pieds et la nécessité d'éviter trop de retard jusqu'au lever du jour, puis j'accélère et je réussis à atteindre le premier barrage, à Lion Park, avec une avance de 29 minutes sur la barrière horaire, qui augmente ensuite progressivement jusqu'au 5e barrage. Comme je suis dorénavant assuré d'arriver en toute tranquillité au stade Moses Mabhida, à l'intérieur duquel se termine désormais le marathon des camarades, à Durban, je réduis mon allure, je marche plus tard sur quelques kilomètres, puis j'effectue les 800 derniers mètres en courant assez vite et en souriant pour attester de mon aisance, de mon bonheur et de la banalité du podonudisme.

Je franchis la ligne d'arrivée en 11 h 13 min 4 s, pratiquement dans les mêmes conditions que 7 jours plutôt en Allemagne, c'est-à-dire avec des pieds et des jambes parfaitement indemnes, sans aucune douleur ni d'autres ennuis, au terme de plus de 90 km sur l'asphalte, tandis que la plupart des coureurs chaussés ne peuvent pas en dire autant, bien au contraire[131].

Même à plus de 60 ans, nos pieds et nos jambes sont donc encore capables, si l'on veut bien leur accorder la chance, de recouvrer toutes leurs fonctionnalités pour nous permettre de courir pieds nus sur de longues distances et d'en sortir totalement sains et saufs, prêts à refaire la course dès le lendemain, comme du temps de nos lointains ancêtres. Mais depuis que j'ai embrassé le podonudisme, je continue de subir le renversement de la charge de la preuve, car la question défiante que l'on me pose demeure du genre : en quoi serait-il mieux de courir pieds nus ?

La réponse n'a jamais été aussi facile, puisque je viens d'apporter la preuve sur plus de 130 km d'asphalte, en l'espace d'une semaine. Un couple de Brésiliens m'invite à leur table dans la zone des restaurants rapides de l'aéroport du Durban. Lorsque le monsieur, qui a participé au marathon des camarades, les pieds bien choyés par les baskets « ultra-performantes » d'une marque bien connue, m'interroge sur l'intérêt de courir pieds nus, je me lève, je me place dans une allée et je lui propose de me rejoindre.

- On va faire un sprint sur 100 mètres tous les deux, votre femme sera l'arbitre. Je compte jusqu'à trois ! plaisantai-je en portugais.

- Moi, je ne peux pas courir, j'ai même du mal à marcher, concéda-t-il, en souriant.

Que ce soit à l'intérieur du stade Moses Mabhida, dans les rues de la ville, dans les hôtels ou à l'aéroport, on reconnaît très facilement les participants au marathon des camarades à leurs incapacités de marcher normalement et aux douleurs qu'ils ressentent. Mais il ne pourrait en être autrement avec des jambes et des pieds, fragilisés par le port de chaussures, qui viennent de subir de plein fouet l'impact de la distorsion de la locomotion sur plus de 90 km d'asphalte. Lorsque je participe pieds nus à une course sur le bitume, les nombreuses personnes qui me demandent avec la certitude de recevoir une réponse affirmative, si j'ai mal aux pieds, posent donc une question très pertinente, mais pas à la bonne personne, puisqu'elles devraient plutôt interroger ceux et celles qui portent des baskets, voire des talons aiguilles.

---

[131] https://www.sidy42k.com/12-2018-06-10-comrades-marathon-902-km.html#

«J'ai pitié de tous ces éclopés du marathon des camarades, j'ai vraiment du mal à comprendre que des gens, en parfaite santé, se lancent dans une course pour la terminer aussi misérablement», s'exclama, avec beaucoup d'empathie, une jeune dame au moment de notre embarquement sur le vol à destination de Johannesburg.

J'aurais voulu lui répondre que je partage sans réserve ses observations remarquables, en ajoutant toutefois que le remède contre les blessures des coureurs ne doit pas consister à sombrer dans l'inactivité physique. Mais les circonstances ne s'y prêtent pas vraiment. Et pour cause, dès la fin de l'embarquement, une hôtesse distribue des extensions de ceintures de sécurité à certains passagers, en commençant par la femme en question. Je suis quelque peu intrigué par la parfaite organisation de la distribution.

- Comment l'équipage identifie-t-il avec certitude les voyageurs qui ont besoin de ces extensions ? demandai-je au couple de Sud-Africains assis à ma gauche.

- Les personnes concernées en ont fait la réservation à l'avance, répondirent-ils.

Chapitre XXVI : Pieds nus, c'est pieds nus

Il n'existe évidemment pas de « chaussures pieds nus » (en anglais : *barefoot shoes*). Toutes les chaussures sont des chaussures, et des pieds nus signifient des pieds nus. Mais les gurus du marketing possèdent une arme secrète très efficace : leur connaissance approfondie de la crédulité et de l'instinct grégaire des humains.

Des marchands se sentent donc libres d'exploiter, par exemple, la phobie ancestrale du podonudisme pour convaincre des gens que lorsqu'ils courent avec des chaussures minimalistes qu'ils achètent parfois à des prix exorbitants, « ils sont pieds nus ». « Avec nos chaussures, vous bénéficiez des avantages du podonudisme », prétendent-ils, en substance. Ce genre d'allégations s'avèrent évidemment trompeuses, d'abord parce que tout le monde sait, pertinemment, que des pieds nus sont des pieds libres. Autrement dit, ils sont nus ou ils ne sont pas. Il ne s'agit pas uniquement d'une nuance sémantique, car la différence est abyssale entre un pied enfermé dans une chaussure, quelle qu'elle soit, et un pied libre en contact direct avec le sol, ce qui lui permet de capter et de transmettre à notre cerveau les informations dont ce dernier a désespérément besoin.

Ensuite, la douleur plantaire, perçue à tort comme l'un des problèmes du coureur podonudiste débutant, est le moyen par lequel le cerveau contrôle les éventuelles ardeurs de l'individu, afin d'éviter qu'il n'abîme ses pieds, son tendon d'Achille, ses mollets ou d'autres parties des jambes, trop fragilisés par le port de chaussures (cf. chapitre XIX). En privant le coureur de la sensation de douleur aux plantes des pieds pendant la période de transition, les chaussures minimalistes peuvent donc augmenter les risques de blessures.

C'est ainsi qu'en France, par exemple, parmi les coureurs qui avaient commencé à courir avec des chaussures minimalistes, l'expérience désenchanta très rapidement beaucoup d'entre eux, à cause de la multiplication des blessures. Certaines victimes effectuèrent alors un virage de 180 degrés, vers des chaussures maximalistes, c'est-à-dire dotées de semelles encore plus épaisses que celles des baskets habituelles. Le retournement fut si violent que de nombreux marchands ont dû cesser de vendre des chaussures minimalistes.

Par ailleurs, encore une preuve que la nature est bien faite, des chercheurs de l'Université de la Floride du Nord ont confirmé que la course pieds nus augmente considérablement les performances de notre cerveau. Les 72 participants à l'étude furent invités à courir à la fois pieds nus et avec des chaussures, et leur mémoire de travail fut mesurée avant et après chaque course. Les chercheurs constatèrent « une augmentation significative des performances de la mémoire de travail », mais uniquement lorsque les participants couraient pieds nus. « Cette recherche montre que nous pouvons réaliser notre potentiel cognitif et nous amuser en même temps », en conclut le Dr Ross Alloway[132].

Il s'agit d'une découverte cruciale et opportune pour les humains actuels, qui, soit dit en passant, sous-utilisent de plus en plus le cerveau, par exemple, en externalisant les processus cognitifs sur des ordinateurs, des smartphones ou des tablettes. Et l'étude ne fait que confirmer l'heureuse et joyeuse expérience des coureurs pieds nus, chaque fois qu'ils effectuent cette activité normale et vitale des humains.

Nous disposons d'un corps parfaitement adapté à la course pieds nus, pourvu qu'on lui en donne la chance. Si l'on veut donc vraiment revenir à la course naturelle et en tirer tous les avantages, on peut et l'on devrait commencer à marcher et à courir pieds nus directement. Nous n'avons pas besoin de passer par des chaussures minimalistes ou

---

[132]

https://www.unf.edu/publicrelations/media_relations/press/2016/UNF_Researcher s_Show_Running_Barefoot_Improves_Working_Memory.aspx des réductions du drop, c'est-à-dire la différence de hauteur entre le talon et l'avant des baskets. Ces options intermédiaires pourraient agir de surcroît comme un piège destiné à calmer nos ardeurs pour la course naturelle, en particulier si nous souffrons de blessures qui nous incitent à retourner vers les baskets.

Le marathon des camarades — qui recrée presque à la quasi-perfection les émotions de la chasse à l'épuisement — nous fournit sans doute la meilleure illustration des erreurs humaines en matière de perception, de préparation et d'exécution des courses à pied sur de longues distances.

En premier lieu, la popularité de l'événement et la considération dont bénéficient les participants, en particulier en Afrique du Sud, attirent des gens qui n'ont visiblement pas consacré suffisamment de temps ou d'efforts à la préparation de l'épreuve. Réussir à franchir, dans les temps impartis, les différents points de contrôle ou la ligne d'arrivée devient, dans ces conditions, une sorte de mission impossible pour des milliers de participants. En raison de blessures, d'épuisement ou de manque de motivation, de nombreux athlètes attendent ensuite plusieurs semaines, voire des mois avant de se remettre à courir, parfois en prenant dans l'intervalle quelques kilogrammes supplémentaires. Ils se retrouvent alors dans un cercle vicieux.

Deuxièmement, je rappelle qu'à l'instar de la chasse à l'épuisement, nos courses sur de longues distances constituent une activité normale des humains. C'est notre manière d'exercer le métier ancestral, maintenant que nous bénéficions d'un accès commode à la nourriture. Nous ne devrions donc pas y chercher la gloire ou je ne sais quelles autres distinctions. Ensuite, un travail vital ne se laisse pas impunément s'exercer d'une façon saisonnière. Et, enfin, n'oublions pas que nous naissons avec des organes parfaits, y compris nos pieds.

Autrement dit, nous ne devrions plus parler d'entraînement, pieds nus ou avec des chaussures, pour un marathon. Nous devrions, au contraire, vivre pieds nus et courir régulièrement et naturellement pour devenir, comme nos ancêtres, des humains prêts à effectuer un marathon à tout moment.

Je parcourais pieds nus, parfois jusqu'à 90 km par semaine, sur le plateau des Guyanes, où l'enclavement et d'autres contraintes entravaient ma participation à des courses à l'étranger, y compris dans des pays voisins. Mon retour en France, en septembre 2018, m'ouvre de nouveau l'occasion d'effectuer plus fréquemment des marathons afin de partager mon expérience de podonudiste et des moments forts avec d'autres humains, comme du temps de la chasse à l'épuisement qui requérait la participation de toute la tribu.

À l'approche du 3ᵉ anniversaire de ma première expérience sur 42,2 km avec des pieds en toute liberté, je décide de tenter d'atteindre, avant la fin de l'année, le chiffre symbolique de 42 marathons pieds nus, soit un pour chaque kilomètre de la distance de l'épreuve. Effectuer un marathon pieds nus par semaine pendant plus de 3 mois, en portant un t-shirt qui invite les gens à rejoindre la tendance du podonudisme, me permet par ailleurs de continuer à illustrer les avantages et le bonheur de la course naturelle. Je commence mon nouveau périple, le 9 septembre, par le marathon de Vilnius que je termine en 3 h 58, sans encombre[133].

Je prends 7 jours plus tard, à Rouen, le départ du marathon de la Seine-Maritime. Beaucoup de gens me dépassent sur les premiers kilomètres, car j'avance avec précaution sur l'asphalte un peu moins clément dans certaines rues de la ville. J'accélère ensuite, en particulier sur les routes de campagne, jusqu'au 20ᵉ kilomètre, puis je me vois contraint de ralentir du fait de la rugosité du sol. Je marche ensuite à une vitesse inférieure à 4 km/h sur des chemins cailbouteux de la forêt de Rouvray. « Courage pour vos pieds ! » lancent d'autres participants, persuadés que je traverse un vrai calvaire alors que j'adapte tout simplement mon allure aux circonstances dans le cadre d'un dialogue permanent et très stimulant entre mes pieds, mes yeux et mon cerveau. En dépit du temps perdu dans le bois, je réussis à terminer le marathon sous la barre de 4 h, sans aucun ennui[134].

Le parcours totalement urbain du marathon de Montréal, auquel je prends part pieds nus le dimanche suivant, s'avère idéal pour un coureur podonudiste. Même le passage par le Jardin botanique ne me pose aucun problème. Je franchis donc tranquillement la ligne d'arrivée en 3 h 37, comme si je rentrais d'une promenade digestive. Je réponds

---

[133] https://www.sidy42k.com/1020180909-vilnius-marathon---lithuania.html
[134] https://www.sidy42k.com/1120181509-seine-marathon-76---france.html

ensuite aux questions du journaliste Jean-Philippe Wauthier de Radio-Canada[135].

- Pourquoi pieds nus ? lança-t-il, en guise d'introduction.
- Pourquoi pas pieds nus ? rétorquai-je[136].

Le marathon de Chisinau, auquel je participe, le 30 septembre, se déroule sur un aller-retour qui mesure au total 10,55 km. Les autres coureurs ont donc eu l'occasion de me voir à plusieurs reprises et de constater les avantages de se passer de chaussures. Certains les ôteront d'ailleurs pour effectuer les derniers kilomètres avec des pieds en toute liberté. Je franchis la ligne d'arrivée en 3 h 40[137].

Après avoir terminé le marathon de Lyon en 4 h 39, le 7 octobre, je soumets mes pieds à l'expertise d'un ostéopathe, à la demande de Matthias Tesson de la chaîne de télévision TF1, qui prépare un reportage sur mon expérience[138].

- Ces pieds sont tout à fait normaux et les cornes ne présentent aucune lésion, j'en suis un peu surpris ! conclut le spécialiste.
- Mais comment expliquez-vous cela ? demanda le journaliste.
- C'est possible chez les personnes qui n'ont jamais mis des chaussures dans leur vie.

Il nous ajoute hors caméra qu'il s'attendait à voir des cornes épaisses. Je l'informe que je ne cours pieds nus que depuis 3 ans, après plusieurs décennies de port de chaussures. Le marathon de Metz, que j'effectue le dimanche suivant, confirme la routine[139].

Je participe le 21 octobre, à Toulouse, à mon 7e marathon pieds nus en 6 semaines. Lorsque j'arrive à la Cité des sciences, je ne peux résister à la tentation d'une photo d'un individu de l'espèce de l'*homo sapiens* qui court pieds nus devant la maquette grandeur nature de la fusée Ariane 5, dans une sorte de cohabitation de l'âge de pierre et l'ère de la conquête spatiale[140].

---

[135] https://www.sidy42k.com/1220182309-marathon-de-montreal.html
[136] https://www.sidy42k.com/20182309-marathon-de-montreal---extrait-du-reportage-de-radio-canada.html
[137] https://www.sidy42k.com/1320183009-chisinau-marathon---moldova.html
[138] https://www.facebook.com/watch/?v=2320550201512252
[139] https://www.sidy42k.com/1520181014-metz-marathon---france.html
[140] https://www.sidy42k.com/1620181021-toulouse-marathon---france.html

Je prends le dimanche suivant, à Cap Malo, le départ du marathon de Rennes alors qu'un front froid vient juste de s'installer en France et dans d'autres pays européens, ce qui représente un véritable défi pour un coureur podonudiste. Ma seule chance de m'en sortir totalement indemne est de limiter au maximum la déperdition thermique afin que mes pieds ne subissent pas une ischémie insoutenable. Je porte 4 t-shirts, un bonnet, un coupe-vent et un pantalon collant en dessous de mon *tchaya* rouge. Je franchis la ligne d'arrivée en 3 h 56, en pleine forme[141].

- Félicitations, monsieur ! me lança une jeune dame qui porte un badge de l'organisation.

- Merci !

- J'ai un message très important pour vous : on vous attend dans l'espèce bien-être.

- Mais je n'ai pas besoin d'y aller !

- Ils veulent vraiment vous voir pour examiner vos pieds.

- Qui : « ils » ?

- Les podologues et les masseurs.

- Dites-leur que j'en suis désolé, car je préfère laisser la place aux coureurs qui nécessitent leurs soins.

Je récupère la médaille, ainsi que le t-shirt de finisher sur lequel on peut lire un slogan caractéristique de la mégalomanie de l'*homo sapiens* : « Courons pour la planète ». On ne peut que s'en féliciter, si cette générosité mal éclairée permet au moins à quelques humains de renouer avec l'activité ancestrale et vitale de l'*homo sapiens*, à savoir la course à pied. Mais, sérieusement, comment des individus d'une espèce animale peuvent-ils prétendre « sauver » une planète qui leur précède de plus de 4 milliards d'années, leur a ensuite donné vie, et leur survivra fort longtemps ?

Non, la Terre n'est pas en danger, *nous sommes*. Et si nous nous contentons de promouvoir des slogans creux ou des bricolages destinés à apaiser notre conscience, la planète continuera de tourner sans nous, beaucoup plus tôt que nous ne voudrions l'admettre. La planète se moque des humains et de leurs prétendues générosités. Elle n'a pas fini de voir des espèces qui se meurent. Nous avons en revanche besoin

---

141 https://www.sidy42k.com/1720181028-rennes-marathon---france.html

d'elle. Nous ferions donc mieux de descendre des nuages pour nous rendre compte que nous sommes une espèce animale, éphémère et kamikaze, en train d'emporter avec elle d'autres espèces innocentes.

La Terre nous survivra pendant des milliards d'années. Quant aux vestiges de nos merveilleuses civilisations, la nature les engloutira irrémédiablement et reprendra tous ses droits. Nous disposons toutefois encore d'une chance, à condition d'agir collectivement pour sauver notre espèce, plutôt que d'accélérer son extinction. Et pour commencer, courons pour l'*homo sapiens*, de préférence avec nos pieds sur terre au sens propre comme au figuré.

Le spectacle du marathon de la Côte d'Azur ressemble à celui de toutes les courses sur la distance de 42,2 km ou plus. Les acteurs sont les héros du jour et ils en sont heureux et fiers. Le matin du 4 novembre, plusieurs milliers d'humains sains et saufs prennent le départ de la course sur la promenade des Anglais, à Nice. Beaucoup d'entre eux sont résignés à subir toutes sortes de souffrances jusqu'à la ligne d'arrivée sur le boulevard de la Croisette, à Cannes. Ils rentrent ensuite chez eux avec le gibier symbolique, c'est-à-dire la médaille de la course, mais pour la plupart dans un état physique peu enviable, dont ils mettront des jours, des semaines, voire des mois pour s'en remettre. C'est le prix à payer lorsque l'on participe, occasionnellement et en baskets, à une reconstitution de la chasse à l'épuisement.

Quant à moi, je termine sans encombre mon 9e marathon pieds nus en 8 semaines, suscitant beaucoup d'admiration, mais également de nombreuses questions, dont une, qui revient très fréquemment depuis 2013, du genre : «Tous ces marathons doivent vous coûter un sacré budget. Avez-vous un sponsor ?»[142]

Je cours pieds nus, vêtu d'un *tchaya* et d'un simple t-shirt sur lequel j'ai fait graver un message qui invite les gens à rejoindre le podonudisme. Rien n'y fait, les gens continuent de me demander si j'ai un sponsor alors qu'aucune entreprise ne donne son argent à un individu sans contrepartie. Autrement dit, l'éventuelle subvention ne peut intervenir que dans la perspective d'un retour d'investissement. S'y ajoute une réalité sociologique, liée à la théorie des «gènes de vitesse», que l'on n'a pas besoin de détailler.

---

[142] https://www.sidy42k.com/1820181104-french-riviera-marathon.html

Que tant d'humains ne puissent s'empêcher de me poser une question dont la réponse saute pourtant aux yeux est édifiant. D'abord, parce que l'interrogation n'aurait de sens que si elle était également adressée à tous ceux qui ont recours aux thérapies substitutives du syndrome de sevrage évoqué au chapitre XVII, sauf à prétendre que ces dernières sont plus légitimes que courir des marathons.

Ensuite, les énormes sommes d'argent consacrées à ces quêtes artificielles d'endorphines pourraient financer beaucoup de voyages pour aller à la rencontre d'autres marathoniens et partager avec eux le plaisir de pratiquer l'activité ancestrale et essayer d'encourager le plus grand nombre de personnes à rejoindre la tendance. Autrement dit, s'ils réussissent à renoncer à toutes les consommations indiscutablement nuisibles à leur santé physique ou mentale, y compris les excès de calories, des milliards d'humains amélioreront considérablement leurs situations financières. Et courir des marathons, de préférence pieds nus, demeure la voie efficace, économique et démocratique pour y parvenir, sans compter les formidables effets bénéfiques sur la santé, le bien-être, ainsi que sur l'évolution des capacités cognitives.

Je participe pieds nus, le 11 novembre, au marathon d'Istanbul qui se déroule sur deux continents. Le parcours commence en effet dans la partie asiatique de la métropole turque, puis traverse le Bosphore pour rejoindre le côté européen de la ville, avec une ligne d'arrivée située dans le centre historique. Je termine la course en 3 h 57, sans aucun souci[143].

Le marathon de Bangkok 2018 comprend également des courses de 5 km, 10 km et un semi-marathon. Cet événement mobilise des foules de coureurs avec le slogan le plus éloquent pour cette activité humaine : « Courir, c'est la médecine ». Les départs ont lieu le 18 novembre, à partir de 0 h, devant l'emblématique Grand Palais, en commençant par les marathoniens. J'étais arrivé dans la capitale thaïlandaise seulement quelques heures plutôt, à l'issue d'un vol de près de 12 h, en provenance du froid de l'hiver européen. Mais en dépit de la chaleur (28 °C), d'une forte humidité, du long voyage et d'un décalage de 6 h, je termine en pleine forme mon 38e marathon pieds nus, en 4 h 23, ce qui ne devrait plus surprendre, puisque l'on sait désormais que le podonudisme

---

[143] https://www.sidy42k.com/1920181111-istanbul-marathon---turkey.html

permet de bénéficier du remède médical, sans en subir les effets secondaires (crampes, courbatures, tendinites, etc.)[144].

Le 25 novembre, je prends le départ du marathon de Panama sur le front de mer, au pied des gratte-ciels. Le décor me rappelle aussitôt celui du marathon de Chicago. Je termine en 4 h 28 mon 12e marathon pieds nus en l'espace de 11 semaines[145]. Je reste dans la région pour effectuer, le 2 décembre, à San José (Costa Rica), mon 40e marathon podonudiste[146].

Puis, je participe 7 jours plus tard, à Malaga, à mon premier marathon avec des pieds libres en Espagne. Après avoir franchi la ligne d'arrivée, je réponds à quelques questions de Marina Rivas, journaliste du quotidien espagnol Diario Sur. Son article paraîtra le lendemain avec un titre qui rappelle l'expérience d'Abebe Bikila au marathon olympique de Rome : « Courir pieds nus est la manière naturelle de réussir un marathon »[147].

Alors que je m'attendais à atteindre facilement le 16 décembre, à Pise, mon objectif de 42 marathons pieds nus, les très basses températures de ce jour sonnent le glas de la douce insouciance qui a accompagné mon périple depuis le 9 septembre. Dans ce genre de climat manifestement hostile à l'espèce de l'*homo sapiens*, je vais devoir protéger au maximum le reste de mon corps afin de pouvoir courir le marathon avec des pieds en toute liberté. J'enfile à cet effet un pantalon collant, un *tchaya*, une paire de gants, un grand bonnet, 3 t-shirts, un gilet, un coupe-vent et deux ponchos en plastique. Je prends le départ du marathon vers l'arrière du peloton.

- Belles chaussures ! me lança, en italien, une jeune dame au bout de quelques centaines de mètres.

- Merci ! répliquai-je également dans la langue de Dante Alighieri.

Nous sommes tous les deux en train de remonter la foule compacte de coureurs. Je m'aperçois alors qu'elle court pieds nus.

- J'adore aussi tes baskets ! ajoutai-je.

- C'est à mon tour de te remercier, rétorqua-t-elle en souriant.

---

[144] https://www.sidy42k.com/2020181118-bangkok-marathon---thailand.html
[145] https://www.sidy42k.com/2120181125-panama-marathon.html
[146] https://www.sidy42k.com/2220181202-costa-rica-marathon.html
[147] https://www.sidy42k.com/2320181209-malaga-marathon---spain.html

- Tu t'appelles Paola Corini, n'est-ce pas ?
- Oui, mais comment le sais-tu ?
- Et tu es mère de 4 enfants.
- Ça alors, tu m'intrigues.
- J'ai lu des articles de presse sur toi.
- Je craignais un peu le froid, me confia-t-elle.
- Ce n'est effectivement pas le climat idéal pour des podonudistes.

J'avais lu que Paola s'était lancée dans la course à pied après la naissance de son quatrième enfant afin de contrer l'évolution de son indice de masse corporelle. Elle représente un excellent modèle de réussite, poussant la logique jusqu'au podonudisme, après avoir vu un coureur pieds nus dans un marathon. Nous avançons à plus de 12 km/h. Nous en profitons pour interpeller en italien, de temps à autre, les coureurs que nous dépassons, avec un slogan qui invite à la réflexion : « Sans les baskets, finis les problèmes ! ».

Comme les températures sont encore plus basses en rase campagne, nous cherchons à brûler plus de calories pour renforcer l'efficacité de nos systèmes de thermorégulation, ce qui devrait réduire le risque d'ischémie aux pieds. Grâce à nos expériences respectives de coureurs podonudistes, nous avons en effet compris, sans nous concerter, que l'heure de vérité, voire de survie, a peut-être sonné, car nous sommes tous les deux particulièrement vulnérables au froid, à cause de nos bas indices de masse corporelle et de nos pieds non protégés et directement en contact avec le sol. Nous atteignons le 10e kilomètre au bout de 48 minutes. J'aurais voulu continuer avec Paola jusqu'à la ligne d'arrivée, mais, lorsque nous arrivons sur une chaussée moins clémente pour nos pieds, je ne peux que la laisser filer.

Par un climat un peu plus généreux pour l'espèce de l'*homo sapiens*, nous serions sans doute restés ensemble, car rien n'est plus gratifiant que de courir naturellement à deux ou à plusieurs comme nos ancêtres, lorsqu'ils chassaient. Nous devons malheureusement nous séparer ici, puisque nous devons gérer différemment les effets des basses températures. Le corps plus léger de Paola lui permet de garder le rythme, et même d'accroître la vitesse sur la seconde moitié du parcours, terminant le marathon en, seulement, 3 h 23. Elle confiera plus tard : « Je m'attendais à passer un moment de plaisir, mais le temps glacial a bien gâché la fête, j'ai dû accélérer afin d'éviter de mourir de froid ».

Quant à moi, ma hauteur de 1,92 m me pose un problème, car, bien que je me retrouve statistiquement en situation d'insuffisance pondérale, je dois ralentir sur les parties moins clémentes du sol afin de réduire l'impact de mon poids sur mes pieds. Je franchis ainsi sans encombre la ligne d'arrivée en 3 h 44[148].

Autrement dit, Paola et moi avons eu recours à deux stratégies différentes de soutien à nos systèmes de thermorégulation pour finir la course sans le moindre problème, ce qui confirme, même dans cette situation fort critique, la validité et la pertinence de notre slogan. Paola a accéléré pour que son corps produise encore plus de chaleur alors que, moi, j'ai pu compter sur la réduction de la déperdition thermique, grâce aux multiples couches de vêtements que je porte. Je pensais d'ailleurs pouvoir me débarrasser des ponchos en plastique en cours de route, mais j'ai dû les garder jusqu'au bout.

À l'heure du bilan, je viens de réussir 15 marathons en 14 semaines avec des pieds libres, sans aucun ennui ni la moindre peine alors que d'innombrables coureurs chaussés souffrent beaucoup sur les parcours et après avoir franchi les lignes d'arrivée. Pourquoi dans ces conditions s'entête-t-on à croire que le plaisir de participer à des marathons s'accompagne inéluctablement de blessures ou de souffrance ?

Si nous acceptons, enfin, de renouer avec l'activité vitale de l'*homo sapiens*, autant aller jusqu'au bout de la logique, c'est-à-dire courir pieds nus plutôt que de se résigner à terminer les marathons dans un état physique peu enviable[149].

---

[148] https://www.sidy42k.com/2420181216-pisa-marathon---italy.html
[149] https://www.sidy42k.com/barefoot-758470.html

Chapitre XXVII : Des marathons dans l'habitat naturel de l'*homo sapiens*

J e commence l'année 2019 par le marathon de Doha que je cours pieds nus en 3 h 52, le 11 janvier[150]. Lorsque j'arrive à Dubaï, le matin du 24 janvier, j'ai évidemment en mémoire ma visite de l'été 2014. Je marche de la station de métro d'un centre commercial jusqu'à l'hôtel Jumeirah Beach, où je retire mon dossard. Je décide ensuite d'effectuer, dans le sens inverse, la marche que j'avais envisagée à l'occasion de ma première visite. Je prends le trottoir de la route de Jumeirah Beach, je passe devant le Burj Al Arab et je continue sur la route Al Sufouh. Ma montre GPS affiche 13 km lorsque j'atteins la station de Dubaï Marina et je découvre qu'elle porte désormais le nom d'une entreprise. Le lendemain, j'effectue pieds nus, en 3 h 58, le marathon de Dubaï[151].

C'est également pieds nus que je participe, le 17 février, au marathon de Séville[152] et une semaine plus tard au marathon des Seychelles — le premier d'une série de 8 marathons, dont 7 en 7 jours, dans l'habitat naturel de l'*homo sapiens*[153].

---

[150] https://www.sidy42k.com/120190111-doha-marathon---qatar.html
[151] https://www.sidy42k.com/220190125-dubai-marathon---uae.html
[152] https://www.sidy42k.com/320190217-seville-marathon---spain.html
[153] https://www.sidy42k.com/420190224-seychelles-marathon.html

Je me lance ensuite dans une croisière de marathons dans la Caraïbe en compagnie de ma femme et d'une quarantaine de personnes en provenance d'Amérique du Nord, de Trinidad et Tobago, d'Europe et d'Asie. Nous commençons notre programme le vendredi 8 mars 2019, à 0 heure, par un marathon en Guadeloupe, que j'aurais voulu effectuer pieds nus dans la fraicheur de la nuit, mais une visite d'une partie du parcours dans l'après-midi m'avait permis de constater la présence de nombreux cailloux sur les trottoirs[154].

Nous embarquons ensuite à bord d'un navire, où nous nous retrouvons avec quelque 3000 autres croisiéristes qui pensent recharger leurs batteries pendant la semaine, en profitant à plein des plaisirs à bord et dans les escales pendant que nous autres courons sous le soleil tropical.

Je participe pieds nus le lendemain au marathon qui débute à 6 h du matin et se déroule sur les 180 cm de la piste de jogging du paquebot pendant que nous naviguons à destination des îles Vierges Britanniques. Beaucoup d'autres coureurs et marcheurs finissent par ôter les baskets pendant que j'effectue mes 235 tours de piste[155].

Lorsque nous débarquons, le 11 mars, à Tortola, j'ai l'intention d'y effectuer également avec des pieds libres notre 3e marathon, mais les cailloux du parcours m'en dissuadent. Par ailleurs, comme les 5 derniers marathons commencent trop tard pour des courses d'endurance dans le climat tropical, je décide de les effectuer en chaussures minimalistes. Je me prive donc du contact direct avec le sol, mais je peux au moins compter sur l'efficacité de l'amorti naturel[156].

Le marathon que nous effectuons, le 12 mars, sur l'île de Saint-Martin commence dans la partie française, près de la frontière, et se déroule ensuite du côté néerlandais où, en dépit de ma densité de mélanine, je finis par attraper un coup de soleil sur la base du cou[157].

S'exposer de longues heures, pendant plusieurs jours successifs, au soleil tropical n'est donc pas une bonne idée même pour les individus

---

[154] https://www.sidy42k.com/520190308-butterfly-island-marathon---le-gosier-guadeloupe.html
[155] https://www.sidy42k.com/620190309-costa-magica-marathon---caribbean-sea.html
[156] https://www.sidy42k.com/720190310-bvi-marathon---british-virgin-islands.html
[157] https://www.sidy42k.com/820190311-quartier-drsquoorleans-marathon---saint-martin.html

de peau foncée, mais nous ne disposons pas d'autre possibilité pour courir des marathons dans des territoires qui n'en organisent pas, ou pour en effectuer plusieurs dans des pays différents en une semaine.

Des Caribéens observent avec une certaine curiosité des Européens et des Nord-Américains très contents, en dépit de leur vulnérabilité à l'ensoleillement tropical, de revenir pratiquer dans notre habitat naturel la course à pied sur de longues distances. Entre-temps, le mode de vie, que nous qualifions de moderne ou de civilisé, continue d'aggraver, ici comme ailleurs, le fléau des maladies chroniques et les conséquences désastreuses qui en résultent, comme la perte des capacités physiques ou cognitives, l'insuffisance rénale ou les troubles de l'érection.

Je décide désormais de mieux me couvrir au moyen d'un t-shirt que je place sous la casquette. Nous courons les 3 derniers marathons à La Dominique[158] (12 mars), sur la piste d'un aéroport désaffecté à Saint-Vincent[159] (13 mars) et en Martinique[160] (14 mars). Le navire nous ramène ensuite à Pointe-à-Pitre, où nous débarquons le vendredi 15 mars. Après plusieurs heures d'attente à l'aéroport, je monte à bord du vol d'Air France 793 qui atterrit à Paris-Orly le lendemain, à 6 h 37 du matin. Je prends un taxi pour rentrer à la maison avec ma femme arrivée quelques minutes plus tard sur le vol d'Air Caraïbe 541. Pour profiter d'un repos bien mérité ? — Pas vraiment !

Je pars en effet à pied avec un sac à dos, vers 11 h, à destination de l'île de loisirs de Saint-Quentin en Yvelines pour participer à l'épreuve de 80 km de l'Eco Trail de Paris. Contrairement à certaines idées reçues, cette course, dont la majeure partie du parcours se déroule dans des forêts et des parcs, peut s'avérer dangereuse pour un podonudiste, en particulier pendant la nuit. Le 10 juin 2018, j'avais aisément couru pieds nus les 90 km du marathon des camarades sur les routes et les rues du KwaZulu-Natal, et j'avais terminé l'épreuve sans le moindre souci ni aucune douleur. Tenter la même expérience à l'Eco Trail de Paris relèverait d'un manque de lucidité, car les circonstances ne s'y prêtent pas.

---

[158] https://www.sidy42k.com/920190312-titou-gorge-marathon---dominica.html
[159] https://www.sidy42k.com/1020190313-volcanic-sand-marathon---saint-vincent.html
[160] https://www.sidy42k.com/1120190314-fonds-blancs-marathon---fort-de-france-martinique.html

C'est donc avec des chaussures minimalistes que je prends, à 12 h 15, le départ de l'ultramarathon en compagnie de quelque 2400 autres athlètes. Je peux ainsi courir presque naturellement dans le bois, tout en protégeant mes pieds contre les potentiels dangers. Je vis toute la course jusqu'au premier étage de la tour Eiffel, où l'on arrive par un des escaliers, comme une longue et agréable promenade de 11 h 39, tandis que près de 400 coureurs ont dû entre-temps abandonner et, parmi les finishers, beaucoup sont ensuite incapables de marcher normalement[161].

Étant donné que l'on peut effectuer des courses, même très rapprochées, sur de longues distances sans les terminer dans de telles conditions, pourquoi continue-t-on de se résigner d'avance à souffrir de douleurs, de crampes, de courbatures ou d'autres ennuis, au lieu de se préparer pour en tirer une expérience beaucoup plus réjouissante ?

La transition vers le podonudisme peut relever de l'intuition, avec des risques de déception et d'échec, ou passer par un processus lucide et rationnel de réappropriation de nos pieds, de nos jambes, de notre cerveau et de l'ensemble de notre corps. Nous sommes naturellement des chasseurs-cueilleurs, pieds nus et à armes égales avec nos proies, c'est-à-dire à mains nues. Nous naissons normaux et intelligents pour nous préparer pour cette activité vitale de notre espèce. C'est ce qui explique l'engouement de nos enfants pour le podonudisme et la course à pied. On les voit d'ailleurs essayer d'attraper des petits animaux (une poule, une chèvre, un lézard, un pigeon, etc.) dès qu'ils en ont l'occasion. Je me souviens du bonheur de mon fils aîné, lorsqu'il poursuivait les deux moutons que nous avions dans le jardin de notre résidence à Ouagadougou.

On trouve une littérature abondante sur les avantages et les prétendus inconvénients de la course à pied et du podonudisme, ainsi que d'innombrables conseils pour ceux qui voudraient s'y lancer ou améliorer leur « performance ». Nous constatons, hélas, les résultats peu réjouissants sur les parcours et à l'arrivée des marathons et des ultramarathons. Nos ancêtres n'avaient pas besoin de préconisations de spécialistes. La même observation vaut pour les autres animaux encore

---

[161] https://www.sidy42k.com/20190316-eco-trail-de-paris-80-km---france.html

en liberté : lorsque le lion a faim, il sprinte, attrape sa proie, la mange jusqu'à satiété, puis, il laisse le reste aux faibles carnivores. Si nous voulons vraiment renouer avec la pratique vitale des humains, nous devrions retrouver d'abord l'humilité, l'innocence et les intuitions de notre tendre enfance pour pouvoir ensuite reprendre, à zéro, l'apprentissage, interrompu, de la marche et de la course pieds nus.

L'humanité a parcouru un long chemin parsemé d'embûches, mais, grâce, entre autres, aux progrès de l'hygiène, de la médecine et de la pharmacie, nous avions fini par vaincre les maladies aiguës, essentiellement des maladies infectieuses provoquées par des germes qui envahissent notre corps, mais, hélas, la résistance croissante aux antibiotiques devient de plus en plus inquiétante.

Nous comptons par ailleurs naïvement sur la médecine pour apporter des remèdes efficaces contre les maladies chroniques qui se propagent désormais comme la peste, à cause du déficit d'activité physique, associé parfois à un appétit insatiable. La science peut évidemment nous aider ou nous fournir des palliatifs, mais elle n'ira pas courir à notre place.

Des pays ont d'ailleurs institué un système de sport sur ordonnance pour les personnes déjà atteintes de certaines affections de longue durée. Mais pourquoi ne pas se lancer librement dans la course à pied pendant que l'on dispose encore de toutes ses capacités physiques et cognitives afin de prévenir ces pathologies plutôt que d'attendre l'insuffisance cardiaque ou la maladie d'Alzheimer et une prescription de docteur pour se rendre dans un gymnase ou un stade ?

«Mieux vaut se mettre à courir avant que ces affreuses maladies nous rattrapent», devrait-on accepter de répondre, et agir en conséquence. Nous pouvons sortir du tunnel dans lequel nous évoluons, agrandir notre humilité, nous interroger sur le bien-fondé de ce que nous prenons trop facilement pour argent comptant et remettre, enfin, nos pieds sur terre au sens propre comme au figuré.

Courir de longues distances demeure en effet la destinée des humains. Et cette activité ancestrale totalement gratuite — donc accessible à tous — nous procurera la santé physique et mentale, le bonheur, ainsi qu'un immense plaisir. Beaucoup de gens doutent toutefois de leurs capacités exceptionnelles à effectuer des marathons. Mais vous savez déjà que je partageais la même conviction jusqu'au déclic de 2010, à Chicago. « Oui, nous pouvons ! » nous rappelle le slogan électoral de Barack Obama.

Il est enfin temps de repenser la connotation condescendante du mot « primitif », et d'assumer notre appartenance indéfectible au règne animal. Nous ne retournerons pas vivre dans la forêt ou la savane. De toute façon, les produits de la chasse et de la cueillette ne suffiraient pas à subvenir aux besoins alimentaires de plus de 7 milliards d'humains. Nous pouvons en revanche adopter un style de vie plus en harmonie avec la nature, notre corps et nos capacités exceptionnelles pour courir de longues distances à la manière de nos ancêtres, c'est-à-dire pieds nus. Celles et ceux qui y arrivent deviennent les nouveaux heureux élus du monde merveilleux des « néo-sauvages ». Et, paradoxalement, nous parviendrons peut-être par cette voie à préserver les acquis de nos civilisations, car de la réussite de cette « resauvagisation » assumée, solidaire, pragmatique et éclairée — qui ne se limite pas au podonudisme — dépendra sans doute, en dernier ressort, la survie de l'espèce la plus oubliée par nos défenseurs des animaux : l'*homo sapiens*.

La planète ne peut pas assurer la survie de milliards d'individus qui cherchent désespérément le bonheur par l'hyperconsommation. Elle pourrait en revanche accueillir davantage d'humains qui seraient prêts à stopper le réchauffement climatique, en suivant la voie naturelle du bien-être et du bonheur. Nous avons besoin de si peu pour arrêter le réchauffement climatique, et sauver les humains. Nous avons seulement besoin de sommeil, de l'air, de l'eau ; du minimum nécessaire de nourriture, qui nous permet, au passage, de maintenir une masse corporelle compatible avec les limites des capacités de nos organes (cf. chapitre XVIII) ; d'un toit, de vêtements et accessoires adaptés à nos latitudes, de l'hygiène ; de soins médicaux pour les maladies que nous ne pouvons pas prévenir, de l'éducation, etc.

À propos de l'auteur

Docteur Sidy Diallo est né et a grandi dans un petit village de montagne du Fouta Djallon, en Afrique de l'Ouest. Il fait des études supérieures d'abord à la faculté de médecine de l'Université de La Havane, Cuba, où il décroche le diplôme de docteur en médecine en 1980. Il obtient dix années plus tard le diplôme en sciences politiques de Sciences Po Paris et un diplôme de troisième cycle en droit international de l'Université Paris-Sorbonne.

Il se lance à 55 ans dans le merveilleux voyage du mode de vie sédentaire à la course de fond pieds nus.

Il commence à courir à l'été 2010, à Chicago, par une course de 5 km, suivie d'un semi-marathon dès le septembre de la même année, qu'il termine avec une grave blessure au genou gauche. Il participe quelques semaines plus tard au marathon de Chicago 2010, malgré sa blessure.

Il décide en 2015 de se passer des baskets, et il découvre le grand plaisir et les énormes avantages de la course pieds nus. L'activité physique ancestrale nous rapproche en effet de nos racines de chasseurs-cueilleurs et nous permet de reprendre le contrôle de notre cerveau pour prévenir les maladies chroniques, renforcer notre système immunitaire, vivre heureux, limiter le réchauffement climatique, préserver nos ressources naturelles et donc conjurer l'extinction prématurée de l'espèce humaine.

Il a effectué en dix ans, dans 88 pays des sept continents, 296 marathons et ultramarathons, dont 48 marathons en 2013 et plus de 70 marathons et trois ultramarathons en 2020 (voir les détails sur son site internet : www.sidy42k.com).

Il a travaillé en Afrique (Sénégal et Burkina Faso), en Amérique centrale (Nicaragua), en Amérique du Nord (Chicago), en Amérique du Sud (Suriname), en Europe (France) et en Océanie (Australie). Il parle peul — sa langue maternelle — le français, l'espagnol, l'anglais, l'italien, le portugais et l'allemand. Il continue d'apprendre des langues comme le néerlandais et le russe. Ce livre est également disponible en anglais sous le titre suivant : « *Running Barefoot for Human Survival.* »

www.ingramcontent.com/pod-product-compliance
Lightning Source LLC
Chambersburg PA
CBHW031506270326
41930CB00006B/277